看護師のための
不穏・暴力対処マニュアル

[▶Web動画付]

編集 ● 本田　明　東京武蔵野病院・内科医長

執筆
(執筆順)
● 本田　明　東京武蔵野病院・内科医長
　川﨑　桜　東京武蔵野病院・看護師長
　佐藤雅美　東京武蔵野病院・リスクマネージャー
　小池直哉　武蔵野赤十字病院看護部
　村田英臣　羽生総合病院看護部

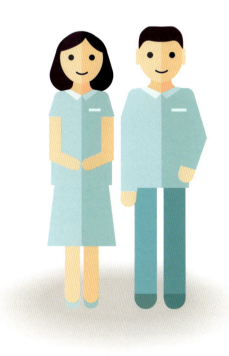

医学書院

看護師のための不穏・暴力対処マニュアル [Web 動画付]

発　　行　2017年12月15日　第1版第1刷Ⓒ

編　　集　本田　明
　　　　　ほんだ　あかる

発行者　　株式会社　医学書院
　　　　　代表取締役　金原　優
　　　　　〒113-8719　東京都文京区本郷 1-28-23
　　　　　電話　03-3817-5600（社内案内）

印刷・製本　三報社印刷

本書の複製権・翻訳権・上映権・譲渡権・貸与権・公衆送信権（送信可能化権を含む）は株式会社医学書院が保有します．

ISBN978-4-260-03236-0

本書を無断で複製する行為（複写，スキャン，デジタルデータ化など）は，「私的使用のための複製」など著作権法上の限られた例外を除き禁じられています．大学，病院，診療所，企業などにおいて，業務上使用する目的（診療，研究活動を含む）で上記の行為を行うことは，その使用範囲が内部的であっても，私的使用には該当せず，違法です．また私的使用に該当する場合であっても，代行業者等の第三者に依頼して上記の行為を行うことは違法となります．

JCOPY 〈出版者著作権管理機構　委託出版物〉

本書の無断複製は著作権法上での例外を除き禁じられています．複製される場合は，そのつど事前に，出版者著作権管理機構（電話 03-3513-6969，FAX 03-3513-6979，info@jcopy.or.jp）の許諾を得てください．

序

　今までの人生で，他人から殴られたり蹴られたりしたことはあるだろうか。殴る・蹴るは明らかに暴力で間違いない。殴る・蹴るという暴力は受けたことがないという人でも，大声で怒鳴られたり，脅されたり，セクシュアルハラスメントを受けたりしたことはあるかもしれない。実はこれらも人としての尊厳を踏みにじる行為で暴力である。自分たちが働く医療機関でこのようなことが起こった場合，職場ではどのように対応しているのであろうか。現実は医療機関によってまちまちといえる。組織的な対策をしていない医療機関では，暴力の対応を当事者に丸投げすることにより従業員を守る義務を果たしていない場合がある。実際に患者からの暴力に関連して従業員から訴訟を起こされたケースもあり，労務管理や医療安全の面からも医療機関として暴力対策を行うことは必須事項なのである。

　一方，組織的にしろ，そうでないにしろ暴力に厳しく対応する医療機関の場合はどうであろう。入院中の患者が暴力を振るった場合，いわゆる「強制退院」させるところは多い。治療契約を患者と結ぶことができない以上，このような措置はやむを得ない場合がほとんどであるが，気を付けなければならないのはそれらのなかに本来保護すべき"精神症状"による暴力が含まれていることである。特に超高齢社会において増加する認知症やせん妄による興奮は，精神科以外の診療科でも避けることができない精神症状である。医療として扱うべきケースが多い精神症状をすべて強制退院させることは，逆に医療機関が治療契約の不履行を許容していることになる。よって，暴力を必ずしも患者と対立する視点でとらえず，法的な対応を行うべきか，医療として保護すべきなのかケースバイケースで判断をしなければならない。

　本書は，総論に暴力の定義，東京武蔵野病院における暴力対策組織の構築経緯，暴力リスクの解説など，他の医療機関でも参考になるような内容を盛り込んだ。各論では実際の臨床で役に立つ，暴力や不穏に対処する手技や身体拘束の手技を提示している。誤解のないように述べておくが，臨床の現場で患者の暴力や不穏があるときにいきなり各論にあるような手技（不穏・暴力対処手技）を使用することはほとんどない。不穏・暴力対処手技を使用する前提としてさまざまなアプローチ（総論で述べられている）があり，それらが無効な場合に初めて手技を使用することになる。

　われわれ医療スタッフは，看護師であれば"白衣の天使"，医師であれば"赤ひげ"など，社会から理想化されてきた面があり，実際そのように無意識に振舞うこともあるが，患者のすべての行為を無条件に受け入れなければならないというわけではない。暴力など患者の好ましくない行為に対しては，決して容認せず粛々と対応する必要がある。そして，患者の不穏や暴力に組織として向き合うことは，患者と医療スタッフ双方を守ることに他ならない。本書を手に取った読者が予防ばかりではなく，「暴力は現実に起こり得ること」として，それぞれの職場で理解と対策を広めていただけたら幸いである。

2017年12月

東京武蔵野病院　本田　明

目次

I 総論

1. 患者の暴力とは，暴力を起こす患者の心理 ……………………… 本田 明 2
2. 不穏・暴力の原因となる"認知症""せん妄""その他の疾患" …… 本田 明 7
3. 暴力に対する院内体制の構築 ……………………………………… 川﨑 桜 13
4. 暴力リスクのアセスメント法と患者・家族への事前説明 ……… 佐藤雅美 16
5. 不穏・暴力対処手技使用の前提となるプロセス ………………… 佐藤雅美 22
6. 精神科と精神科以外の診療科における暴力の類似点と相違点 … 本田 明 27
7. 言葉の暴力・セクシュアルハラスメントへの対応 ……………… 佐藤雅美 30
8. 患者への配慮 ………………………………………………………… 本田 明 34
9. 不穏・暴力対処手技の限界 ………………………………………… 本田 明 38

II 各論

1. 不穏・暴力対処手技を学ぶにあたって …………………………… 本田 明 44
2. 理論 …………………………………………………………………… 本田 明 47

【実践的対処法】

3. チューブ類に噛みついたとき …………………………… 小池直哉，本田 明 57
4. カテーテル類を自己抜去しようとしているとき ……… 小池直哉，本田 明 60
5. 物をつかんで離さないとき ………………………………………… 本田 明 64
6. 腕をつかんで離さないとき ………………………………………… 本田 明 67
7. 服をつかまれたとき ………………………………………………… 本田 明 80
8. 両方の肩を前から押されたとき …………………………………… 本田 明 86
9. 身体に噛みつかれたとき …………………………………………… 本田 明 88
10. 後ろから抱きつかれたとき ……………………………………… 本田 明 90
11. 髪の毛や耳をつかまれたとき …………………………………… 本田 明 93
12. 叩かれる，殴られるとき ………………………………………… 本田 明 98
13. 立位の状態から蹴られるとき …………………………………… 本田 明 103
14. ベッドサイドから蹴られるとき ………………………………… 本田 明 105
15. 首を絞められたとき ……………………………………………… 本田 明 107
16. 刃物を持っているとき …………………………………………… 本田 明 110

【患者への働きかけ】

17. 身体拘束 ………………………………………………… 佐藤雅美，村田英臣 115
18. 興奮している臥床者の四肢を徒手で押さえる方法 …………… 本田 明 129
19. 興奮している患者を2人がかりで両脇から制するとき ……… 本田 明 133
20. 興奮している患者の採血・末梢静脈確保 ……………………… 本田 明 138
21. 興奮している患者への膀胱留置カテーテル挿入 ……………… 本田 明 140
22. 不穏患者への薬物療法 …………………………………………… 本田 明 142
23. 薬を飲まない患者への対応 ……………………………………… 本田 明 145

索引 …………………………………………………………………………………… 147

Web動画について

本書では，不穏・暴力対処の手技として，まず覚えるべき基本のものを提示し，その後に余裕があれば覚えておきたいものを解説しています。

 習得が容易な手技，もしくは手技が容易でなくとも非常に重要であったり，より安全性の高い手技

 習得にややスキルを要する手技，もしくは手技の習得は容易であるが転倒のリスクがあるなど，注意を要する手技

- 本書で紹介している手技を実際に見て本文の解説をより理解いただくために，動画が付いています。
- 動画参照箇所には ▶ アイコンが記してあります。

動画閲覧方法

❶ 下記のURLを入力し，動画再生ログイン画面へアクセスしてください。

　　http://www.igaku-shoin.co.jp/prd/03236/

❷ 動画再生ログイン画面が開いたら，下記の「ログインID（ユーザー名）」と「パスワード」を入力してください。

❸ メニュー画面が表示されます。

　　　　ログインID（ユーザー名）：y9m34h　　パスワード：u72k5m

・音声はありません。
・携帯端末でパケット定額制サービスに加入していない場合，多額のパケット通信料が発生します。ご注意ください。
・動画は予告なしに変更・修正したり，また配信を停止する場合もございます。ご了承ください。
・動画は書籍の付録のため，ユーザーサポートの対象外とさせていただいております。ご了承ください。
・本Web動画の利用ライセンスは，本書1冊につき1つ，個人所有者1名に対して与えられるものです。第三者へのログインID（ユーザー名）とパスワードの提供・開示は固く禁じます。また図書館・図書施設など複数人の利用を前提とする場合には，本Web動画を利用することはできません。

動画目次

2-1	すり足
2-2	すり足（患者なし）
2-3	すり足（患者なし）（不適切な例）
2-4	方向転換
3-1	チューブ類に噛みついたとき
4-1	カテーテル類を自己抜去しようとしているとき
5-1	物をつかんで離さないとき
6-1	片手で腕をつかまれたとき（同側）
6-2	片手で腕をつかまれたとき（対側）
6-3	両手で片方の腕をつかまれたとき
6-4	片手で腕をつかまれたとき（応用）
6-5	両手で片方の腕をつかまれたとき（応用）
6-6	両手で両方の腕をつかまれたとき（応用）
7-1	胸倉，肩，襟をつかまれたとき
7-2	胸倉，肩，襟をつかまれたとき（応用）
7-3	前から肩・襟の奥をつかまれたとき
7-4	袖をつかまれたとき
7-5	後ろから肩や襟をつかまれたとき
8-1	両方の肩を前から押されたとき（肩を押す力が弱いとき）
8-2	両方の肩を前から押されたとき（肩を押す力が強いとき）
9-1	指に噛みつかれたとき
10-1	両上肢ごと抱きつかれたとき
10-2	両上肢の下から抱きつかれたとき
11-1	前から片手で髪の毛や耳をつかまれたとき（手関節を屈曲させて離脱する方法）
11-2	前から片手で髪の毛や耳をつかまれたとき（その場で回転して離脱する方法）
11-3	前から両手で髪の毛や耳をつかまれたとき
11-4	後ろから髪の毛や耳をつかまれたとき
12-1	正面から殴られるとき
12-2	上から振り下ろすように叩かれるとき
12-3	下から突き上げるように殴られるとき
12-4	フックのように外側から殴られるとき
13-1	前蹴りをされるとき
13-2	回し蹴りをされるとき
14-1	ベッドサイドから蹴られるとき
15-1	前から首を絞められたとき
15-2	前から首を絞められたとき（相手の押す力が強いとき）
15-3	後ろから首を絞められたとき
16-1	刃物を持った相手からの退避が困難な場合
17-1	マグネットの使い方
17-2	拘束具のセッティング（体幹）
17-3	拘束具のセッティング（上肢）
17-4	拘束具のセッティング（下肢）

17-5	拘束具のセッティング(肩)	
17-6	拘束具の装着(体幹)	
17-7	拘束具の装着(上肢)	
17-8	拘束具の装着(下肢)	
17-9	拘束具の装着(肩)	
18-1	仰臥位のときに上肢を押さえる方法	
18-2	仰臥位のときに下肢を押さえる方法	
19-1	力が強くなく,ソフトに制する場合	
19-2	力が強く,制御が難しい場合(手関節を上向きに屈曲固定)	
19-3	力が強く,制御が難しい場合(手関節を下向きに屈曲固定)	
20-1	採血や静脈確保をする必要がある場合	

撮影施設 …… 東京武蔵野病院
撮影協力 …… 古庄志乃(東京武蔵野病院),山口一樹(東京武蔵野病院),今井　崇(シドニー大学大学院医学部生命倫理修士課程),一言貴則(株式会社メディカルプロジェクト),池田　仁(東京武蔵野病院)
技術協力 …… 橋口賢治(春風館合気道館長),堀　幹宏(春風館合気道),宮崎博千代(春風館合気道),金澤秀則(株式会社児玉総合情報事務所)
写真・動画撮影 …… 高原マサキ

I

総論

1　患者の暴力とは，暴力を起こす患者の心理

"暴力"について定義する

　医療分野における暴力の定義はさまざまな機関から提案されている。
　日本看護協会が作成した『保健医療福祉施設における暴力対策指針—看護者のために』は，暴力を以下の通り定義している。

> 暴力とは，身体的暴力，精神的暴力（言葉の暴力，いじめ，セクシュアルハラスメント，その他のいやがらせ）をいう[1]

　また，諸外国においても，例えば，ニュージーランド労働省が作成した『職場でのリスク管理，医療や社会奉仕提供者に対する暴力：優れた実践ガイド』では，暴力についてほぼ同様に以下の通り定義している。

> 身体的な暴力，言語的な暴力，脅し，威嚇，いやがらせ[2]

　米国疾病管理予防センター（CDC）の下部組織である National Institute for Occupational Safety and Health（NIOSH）は『暴力—病院における職業上の危険』と題した報告書において，職場における暴力について以下の通り定義している。

> 職務についている人物に対する身体的な暴力や脅しを含む暴力

　また，その例として，脅し（言葉の脅し，態度で示すこと，文章での脅しなど），身体的な暴力（殺人や強姦目的で引っ叩いたり殴ったりすること，銃火器や刃物の使用も含む），強盗（不意を突いて盗むことを目的とする加重暴行）などと，わが国において想定される状況と比較して，かなりシビアな内容を含めて解説している[3]。
　これらに共通しているのは，一般的にわれわれが想像する"暴力"より広い範囲を暴力とみなしていることである。すなわち暴力とは，身体的な暴力だけでない点が非常に重要で，身体的な暴力であろうとなかろうと，最終的に相手を脅かし，心に深い傷を負わせる行為は暴力となる。そして，暴力を放置することは，医療スタッフの職務に対する意欲を著しく低下させ，ひいては医療崩壊をまねく一因にもなりかねない。昔ながらの「医療スタッフたるもの，患者にちょっとやそっと叩かれたくらいで……」などという，気合根性主義がまかり通る時代ではもはやないのである。

以上をふまえ，本書において暴力について次の通り定義する。

> ① 身体的な暴力：殴る，蹴る，引っかく，つばを吐く，それらを行うそぶりなど
> ② 言語的な暴力：怒鳴る，脅す，人間の尊厳をおとしめる発言など
> ③ 性的な暴力：同性・異性にかかわらず，強姦，性的な接触，性的な露出，性的な発言など

個々の医療機関は職場での暴力の定義をある程度明確にし，暴力を容認しないことを宣言する必要がある。そして，それを医療スタッフに周知しなければならない。同様に，ポスターなどで患者や家族に対して啓発していくことも暴力の予防につながってくる。もちろん，これら暴力の定義は，患者-医療スタッフ間のみならず，患者家族-医療スタッフ間，患者間，医療スタッフ間の暴力にも適用される。われわれ医療スタッフ側も，他者に暴力行為を行っていないか常に気をつけなければならない。特に言語的な暴力は，それを行っているという意識に乏しいことが多い。

なぜ，暴力行為に及ぶか？　患者の思いを理解する

一方，本書が主に対象としている幻覚妄想をもつ患者，認知機能が低下している患者はどのようにして不穏・暴力行為に及ぶのか，彼らの気持ちを考えてみることは非常に重要である。

幻覚妄想状態や認知機能が低下した者の心理を理解しないと，彼らの不穏や暴力があたかも医療スタッフに対する個人的な攻撃とみなされ，患者に対して強い陰性感情（負の感情）を抱くことになる。すなわち，「患者が社会に反する悪い行いをしたため，やむを得ず治療を断念し退院してもらう」という，ありがちであるが間違った対応をすることになる。

幻覚妄想をもつ患者

〔例：Aさん（48歳，男性），アルコール離脱症状の幻視〕

患者　（なんか壁に黒いものがいっぱいあるなあ）

医療スタッフ　「今日は体調いかがですか？」
（この患者なんだか視線を合わせてくれないな）

患者　「うわー！」
（壁に虫がいっぱいうじゃうじゃしてる）

医療スタッフ　「Aさん，どうしましたか？」
（なんで叫んでいるんだ）

患者　（ベッドにまで虫が這ってきた‼　大きい，食べられちゃう！）

医療スタッフ　「Aさん，落ち着いて，何か怖いことがあるのですか？」

患者　（逃げなくちゃ。出口は，出口はどこ？）

医療スタッフ　「あ，ちょっと待って，どこに行くのですか，待って」

患者	（なんだこの人，なんで逃げるの邪魔するの？）
医療スタッフ	「待ってください，まだ外出はできませんよ」 〈Aさんの腕をつかまえる〉
患者	（何が何でも逃げなくちゃ） 〈医療スタッフの腕を噛む〉
医療スタッフ	「イタタ‼」

〔例：Bさん（23歳，女性），ステロイド精神病の幻聴〕

患者	［医療スタッフの声の幻聴："でーぶでーぶでーぶ"］
医療スタッフ	（なんかBさんの表情が険しいな）
患者	［医療スタッフの声の幻聴："顔が崩れてる，あはは"］ 「うるさいなー，もー」
医療スタッフ	（えっ！ 独り言を言っている）
患者	［医療スタッフの声の幻聴："ぶっさいく，なんでこんな顔で生きてられるの，死ねばいいのに"］ （ひどい！ なんでそんなこと言われないといけないんだ）
医療スタッフ	（イライラしているみたいだし，声をかけてあげたほうがよさそう）
患者	（もう我慢できない）
医療スタッフ	「Bさんどうしたの？」
患者	〈医療スタッフを殴る〉
医療スタッフ	「痛い！ 何するの」
患者	「当たり前でしょ，こんなに人を侮辱して！」

　幻覚，すなわち幻視や幻聴は，普段われわれが体験することがなく，理解しがたい現象であるが，患者本人は幻視をありありとした映像として，幻聴をありありとした音や声として体験しているのである。

　妄想は単独でみられることもあるし，幻覚とセットで現れることもある。幻覚や妄想は，そのことを患者に対して否定しても，少なくとも患者自身の症状改善にはつながらない。否定も肯定もせず，幻覚や妄想によって困っている患者に共感する姿勢がまず基本となる。

認知機能が低下している患者

〔例：Cさん（79歳，女性），認知症〕

| 医療スタッフ | 「おはようございます。昨夜は眠れましたか？」 |
| 患者 | （ここはどこ，家じゃないみたい）
「ここはどこですか？」 |

| 医療スタッフ | 「病院ですよ。Cさん，昨日肺炎で入院したのですよ」
(大丈夫かな，戸惑っているみたいだけど)

| 患者 | (えっ？　病院？　肺炎？　意味がよくわからない。だって私病気じゃないし。あれ，ひものようなものが腕についているわ)
〈点滴を触る〉

| 医療スタッフ | 「それ触らないでくださいね」
(点滴をいじっているな，なんか危険だな)

| 患者 | 「とにかくそろそろおいとまします。主人も待っているので」
(早く家に帰って夫に食事を作らなきゃ)

| 医療スタッフ | 「Cさん，旦那さんは2年前に亡くなっていますよ。Cさんはここに来る前は施設に入っていたじゃないですか」

| 患者 | (このひもみたいなのをとらなきゃ，帰るのに邪魔だわ)

| 医療スタッフ | 「あっ，抜いちゃだめ‼」

| 患者 | 〈点滴を抜く〉

| 医療スタッフ | (あ，点滴抜いちゃった)
「誰か来て，Cさんが不穏です！」
〈何人かの医療スタッフで興奮しているCさんを押さえる〉

| 患者 | 「やめてよー，何するのー」
(知らない人たちに襲われて，怖い)

　これは病院でよくみられる光景であるが，いかに尊厳をもって接しながら説明しても患者の納得を得がたい場合は多々ある。それは患者自身が困っていないからである。患者の困っていることを探し出すスキルは，円滑な治療を行ううえで非常に重要となる。

　例えば，患者が家に帰れなくて困っていたり，家族が見当たらなくて困っていたりする場合，一緒に付き添って病棟や院内を探して歩いたり，車いすで連れて行ったりすると，患者は自分の悩みに共感してくれたことに安心する。患者の信頼が得られると，「今日は遅いからこちらで泊まっていきませんか」などの医療スタッフの誘いにも応じてくれたりする。また，拒薬する患者に「お薬を飲んでいただかないと，私が医師に怒られてしまいます」など，逆に医療スタッフ自身が困ったふりをして患者の共感を得ることも必要かもしれない。

> **Column** ▶ 誰が恐怖を感じているのか
>
> 　著者は病院内で患者が興奮する場面にしばしば遭遇するが，患者が大きな声を出して威嚇したりすると怖くて仕方がない。おそらく一般的な医療スタッフより数多くそのような経験をしていると思うが，一向に慣れることはない。ただ，実は興奮している患者自身も強い恐怖を感じていることが多く，その場合，攻撃性は恐怖と表裏一体である。よって相手の攻撃性を和らげるためには，自分自身に攻撃的意思がないことをアピールして安心させる必要がある。相手を追い詰めると「窮鼠猫をかむ」心理で身体的な攻撃に移行するので，相手を追い詰めるような言動を慎まなければならない。そして自分自身も相手に追い詰められ，思いもよらない攻撃的な言動にでないように同様にコントロールしなければならない。激しい卓球のラリーを徐々にゆっくりとしたペースにもち込むようなイメージで患者とのやり取りをしていく必要がある。
>
> 　　（本田　明）

《引用文献》

1) 日本看護協会：保健医療福祉施設における暴力対策指針―看護者のために．日本看護協会，2006
   http://www.nurse.or.jp/home/publication/pdf/bouryokusisin.pdf（2017年10月1日閲覧）
2) New Zealand Government Department of Labour：Managing the Risk of Workplace Violence to Healthcare and Community Service Providers：Good Practice Guide. 2009
   http://www.business.govt.nz/worksafe/information-guidance/all-guidance-items/managing-the-risk-of-workplace-violence-to-healthcare-and-community-service-providers/preventing-violence.pdf（2017年10月1日閲覧）
3) National Institute for Occupational Safety and Health：Violence Occupational Hazards in Hospitals. 2002
   http://www.cdc.gov/niosh/docs/2002-101/default.html（2017年10月1日閲覧）

2 不穏・暴力の原因となる"認知症""せん妄""その他の疾患"

　ここでは，一般病院で比較的不穏や暴力に至ることが多い認知症やせん妄について主に解説する。また，認知症やせん妄ほど頻度は高くないが不穏・暴力の原因になり得る身体疾患による精神症状や，統合失調症や双極性障害などの精神疾患についても簡単に述べる。

認知症

ケース：認知症を抱える患者

　元高校教師の患者（78歳，男性）は，妻に先立たれて独居でした。介護保険でヘルパーなどを導入して何とか暮らしていましたが，ある夏の日に外出したところ，道端で動けなくなってしまい，通りがかりの人から救急要請があり病院に搬送されました。熱中症の診断で入院して点滴を行いましたが，脱水が改善すると，だんだん怒りっぽくなり，「早く退院させろ」と看護師に怒鳴っています。

　身近な家族がいないため，ケアマネジャーを呼んで話を聞くと，もともと温厚な人物であったが，ここ半年ほどで怒りっぽくなってきたとのことでした。自宅にある食べ物も賞味期限切れの物が増えて，ヘルパーがそのつど捨てていました。ケアマネジャーや古参のヘルパーのことはわかるのですが，新しいヘルパーの顔はなかなか覚えられません。今回の入院も，朝から散歩に出て，昼過ぎまで迷子になってしまい，熱中症になったようです。

認知症とは

　認知症と聞くと，記憶の障害をまず思い浮かべることが多いが，認知症は記憶に限らず今までできていた日常生活におけるさまざまな行動ができなくなってくる状態を指す。認知症は，単一の疾患を指しているわけではなく，アルツハイマー型認知症，レビー小体型認知症，血管性認知症，前頭側頭型認知症など，認知機能の低下をきたすさまざまな疾患の総称である。認知症をきたす疾患ごとに症状の経過と特徴が異なるが，おおむね表2-1のようなことがポイントとなる。

認知症患者の興奮への対応

　読者のあなたが休日の穏やかな日，気持ちよく自宅でのんびり過ごしているとき，突如複数の得体の知れない"手"が出てきて，自分の身体が引っ張られてどこかに連れて行かれそうになったり，服を脱がされたり，濡れた布きれで身体をごしごし擦られたりしたらどう反応するだろうか。人間の本能として抵抗するのが普通であろう。認知症患者はこのように突然の予期せぬ出来事を何度も体験しているのである。

表 2-1 認知症の障害, 症状

記憶の障害	アルツハイマー型認知症の場合は最近の記憶が障害されていても, 数年以上前の出来事などは覚えていることがある。前頭側頭型認知症では初期は記憶の障害は目立たない
見当識の障害	時間がわからない(時間が守れなかったり, 日にちがわからなくなったりする)。場所がわからない(病院に入院していることが理解できない, 院内で迷ってしまう)。人が識別できない(身近な人を認識できないなど)
実行機能の障害	計画を立てて行動をとることが難しくなる。電車やバスに乗るなどの遠出ができない(数あるルートを検索して, 乗り場にたどり着き, 切符を買って, 適切な場所で降りることができない)。料理ができずに惣菜購入が増えたり, 同じメニューばかり作ったりする(メニューを思い浮かべ, 適切な食材を買い, 手順通り調理することができない)
その他, 日常生活のさまざまな障害	計算ができず, 買い物の代金を紙幣ばかりで払うので小銭がたまる。服のコーディネートができず, 場にそぐわないちぐはぐな服装や, 単調な服装になったり, ボタンの掛け違いや, 下着を外側に着用したりする。同時に複数の作業や複雑な作業ができず, 指示を理解できないため, 従えなかったりする。前頭側頭型認知症では, 道徳的な抑制がとれて万引きなどの軽犯罪を犯しやすいが, これは目の前にほしい物があるから持って行く, というような犯罪の認識に乏しく, 動機としてはきわめて単純な理由によることが多い
さまざまな精神症状の出現	無関心, 抑うつ, 興奮, 妄想(物盗られ妄想など被害的なもの), 徘徊, 性格変化
経過は緩徐な場合が多い	徐々に症状が進行することが多いので, 半年前や1年前を振り返りながら症状の変化を確認する必要がある

　認知症患者が興奮したときは, まず, 患者が何に対し怒ったり困っているかを探ることから始める。患者なりの理由が存在するはずである。目線の高さを合わせて傾聴することは手掛かりをつかむ第一歩である(ただし, 攻撃性が高い場合は距離をおく必要がある)。

　患者は興奮している理由を常に言語化できるとは限らず, 理由がよくわからないことも多い。そのようなときは, 患者と一緒に困ったふりをすると, 少なくとも敵意はないとみなされて有効なことがある。また, 理由がよくわからず興奮がおさまらない場合, ケアや処置が必要だとしても何もせず, 様子を見守ることも必要な場合がある。

　高齢者全般にいえることだが, コミュニケーションにおいては視覚, 聴覚の機能低下を常に想定しなければならない。患者の背後や側方からの声掛けは避け, 正面からアプローチすることを心掛ける。可能であれば, 医療スタッフはマスクを外して会話をしたほうが相手にわかりやすい。高齢者の難聴には, 必要以上の大声(大きすぎる声は割れて聞こえてしまう)よりは自分の口元を見せ, 一字一字ゆっくり, はっきりと大きく口を動かして発音をする。

　記憶障害が目立つ患者は, 直前に言われた内容自体は忘れたとしても"快""不快"の感情は残る。よって, 普段から患者に対するネガティブな声掛け(「さっきも言いましたよね」「そうしたらだめですよ」など)は, 患者の精神的ストレスを高める要因となるため, 意識して避ける。

せん妄

ケース：せん妄を抱える患者

患者(72歳，女性)は，意識レベル清明ですが，左上肢の軽度筋力低下をきたし，脳梗塞の診断で入院となりました。

入院時より連日，消灯前になると「今から沖縄に行きたいのですが，空港行きのバスはどこですか？」などとつじつまの合わないことを言うものの，翌朝は全くそのようなことはなく，見当識も問題ありません。入院4日目に看護師がベッドサイドのゴミ箱に，処方していない睡眠薬のPTPシートを発見しました。患者に尋ねたところ，普段のかかりつけのクリニックから処方されたもので，入院時に申告していない薬剤であることが判明しました。睡眠薬の服用を中止させたところ，つじつまの合わないことを言う現象はなくなりました。

せん妄とは

軽い意識障害(すなわちJCS I桁あたり)に幻覚，妄想，興奮などさまざまな精神症状が加わった状態をいう。せん妄では，特に表2-2に示す3つが重要なポイントとなる。

せん妄状態になると，覚醒水準が低下することから，開眼はしているが，周りの状況はきちんと認識できていない。周囲の物が別の物にみえたり(錯視：部屋にあるひも状の物が蛇にみえる，カーテンが幽霊にみえるなど)，周囲にない物がみえたり(幻視：いないはずの子どもの姿がみえるなど)，聞こえないはずの音が聞こえたり(幻聴：その場にいない男女の会話が，自分を脅かす内容で具体的に聞こえるなど)する。

われわれの日常生活のなかでこのような現象が起こったら，恐怖におののき，その場から逃げ出したり，大きな声をあげて追い払おうとしたり，場合によっては殴り倒そうとしたりするであろう。せん妄患者の興奮は，まさにそのような状況なのである。

せん妄の原因

せん妄が意識障害であることを理解すると，せん妄を引き起こす原因，すなわち意識障害の原因を考えることにより，その予防や治療へのアプローチが容易となる(表2-3)。よって，せん妄が出現したからといって無条件に薬剤を使用するのではなく，その前に身体的な異常がないか考える必要がある。ただし，実際の臨床上は最終的に原因がはっきりしないことも多い。

せん妄の予防と治療

せん妄は若年者でも身体疾患の重症度が高いと起こることがあるが，高齢者に起こることが多い。特に，認知症などの器質的な脳疾患を有する患者は，ささいな環境や身体的な変化でせん妄が発生する。入院により高齢者にせん妄が起こることは，しばしば経験することである。また，

表 2-2 せん妄の障害，症状

注意の障害	会話に集中できない，視線が合わないなど
症状の短期間の変動	数時間，数日単位で変化する。極端になると幻覚妄想で興奮していたが，1時間後には正常に戻っていることもある
認知の障害	見当識の障害(時間がわからない，今いる場所がわからない，知っているはずの人がわからない) 記憶障害(つい先ほどの出来事を覚えていない，入院の経緯を覚えていない)

表 2-3 意識障害の鑑別

神経疾患	脳血管障害，頭部外傷，脳腫瘍，てんかんなど
内分泌疾患	下垂体機能異常，甲状腺機能異常，副腎機能異常など
代謝疾患	血糖異常，電解質異常，ビタミン異常，ポルフィリン異常など
循環器疾患	高血圧，低血圧，心不全など
呼吸器疾患	低酸素血症，肺塞栓，高二酸化炭素血症，高一酸化炭素血症など
消化器疾患	肝障害など
腎疾患	腎障害など
感染症	敗血症，脳炎など
自己免疫疾患	全身性エリテマトーデス(SLE)など
体温異常	高体温，低体温
薬剤性	医薬品，悪性症候群，アルコール，違法薬物/薬物乱用など

　高齢者は軽度の脱水でもせん妄を起こしやすいので，電解質異常やBUNの異常がなくても，「入院数日前から飲水量が減った」など，臨床症状や経過などから積極的に疑う必要がある。また，覚醒水準が低下した夕方や夜間に起こりやすいので，日中の覚醒を促し，昼夜の逆転を防止する。

　具体的には，①日時・場所の見当識をつける，②睡眠を確保する，③カテーテル類・身体拘束を減らし運動をさせる，④眼鏡などで視覚情報を増やす，⑤補聴器などで聴覚情報を増やす，⑥脱水予防に飲水を勧める，などの介入を試みる[1]。

　最近せん妄をきたした患者であれば，予防的に薬物療法を試みてもよい(p.142「不穏患者への薬物療法」)。

認知症とせん妄の鑑別と合併

　認知症とせん妄を鑑別するにあたって重要な点は時間経過である。認知症は徐々に進行するため発症日時がはっきりしないが，せん妄はある日からおかしいなど，発症日時がある程度特定できる。症状の経過も，認知症は数か月〜数年単位で進行するのに対し，せん妄は精神症状が数時間〜数日の単位で悪化したり軽快したりと変動がみられる。

　もう1つの鑑別点は，注意力障害の有無である。認知症は基本的に意識障害ではないため，会話にある程度集中したり，目線を合わせてコミュニケーションをとったりできるが，せん妄は意識障害のため，会話に集中できず注意が散漫で，目線もあまり合わない。

　もちろん認知症にせん妄が合併することも多いので，その場合は，まずベースに認知症がある

かどうかを家族などから情報収集して探っていく必要がある。そのうえで，いつもと違うといった精神症状がみられれば，せん妄の可能性が高まる。

認知症やせん妄以外の精神症状

ケース：身体疾患による精神症状を抱える患者

患者（25歳，女性）は，ここ1か月落ち着きがなくなり，ある日，家族に攻撃的で興奮しているため救急外来を受診しました。「なによ，みんなでグルになって！」「どうせ私を牢屋に入れて死刑にしようとしてるんでしょ！」と外来で騒いでいます。

レジデントは精神科のある病院を探し始めましたが，顔面に軽度の皮疹と微熱があることから指導医が血液検査を指示しました。その結果，白血球と血小板の減少をみとめました。口腔内に無痛性の潰瘍をみとめたことから，追加検査を行ったところ，抗核抗体が陽性でした。結局，全身性エリテマトーデス（SLE）による中枢神経障害の疑いで膠原病内科に紹介となりました。

身体疾患を原因とする場合

認知症やせん妄以外でも，急激な不穏などの精神症状の出現は，さまざまな身体的な異常のサインであることが多い。低血糖，電解質異常，低酸素血症，薬剤性などによる精神症状は，比較的日常の臨床でも遭遇することがある。「精神症状をみたらまず身体疾患を疑え」というのは医学において大原則である。精神症状のみで，身体疾患に起因する精神症状か，精神疾患かを鑑別することはできない。何らかの精神症状がみられた場合，最低でもバイタルサインとパルスオキシメーターのチェックは必要である。身体疾患による精神症状は意識障害がある場合とない場合がある。意識障害がない場合は統合失調症や双極性障害など古典的な精神疾患との鑑別も必要となるが，これらは最終的には除外診断となる。

身体疾患に伴う精神症状は，幻覚であったり，妄想であったり，躁状態やうつ状態であったりとさまざまである。覚醒水準が低下していなければ，患者には落ち着いた態度で接し，安心感を与えられるよう努める。

> **ケース：統合失調症を抱える患者**
>
> 　患者（60歳，男性）は，炎天下で歩き続けたため，熱中症の疑いで救急搬送されてきました。医師が問診しましたが，話を聞き入れようとはしません。ふらふらになりながら帰ろうとするため，外来スタッフが複数で押さえつけて身体拘束を行い，HCUに入室させました。
> 　担当医は熱中症によるせん妄と診断しましたが，後に患者の財布に入っている診察券から精神科通院歴があることがわかりました。改めて患者を診察したところ，強い筋強剛*をみとめ，統合失調症治療薬による悪性症候群の疑いで治療を開始しました。

*四肢に他動的な屈曲や伸展を行う際，一定の抵抗を感じること。パーキンソン病，抗精神病薬の副作用などで起こる。

認知症やせん妄以外の精神疾患を原因とする場合

　統合失調症，双極性障害などの精神疾患は，初発の場合は診断が難しいことがあるが，多くは既往歴がある。いまだに精神疾患に対する偏見が存在するため，本人や家族なども精神科既往歴を話さないことがしばしばある。「何か今まで病気をしたことはありますか？」という既往歴の聞き方だけでなく，「現在，何か薬を飲んでいますか？」「今まで内科や外科以外の診療科を受診したことはありますか？」などという聞き方も必要である。

　統合失調症は，幻聴や妄想があっても落ち着いている患者のほうが多い。興奮している場合は，急性増悪や自身を脅かす内容の幻聴があったりする。このようなときは，患者のつらい幻聴に共感する態度を示さなければならない。

　双極性障害はうつ病相のときより，躁病相のほうが興奮などで対応に困ることが多い。躁状態は気分がよいばかりでなく，意に反することがあると容易に攻撃的な言動になる。「ご存知かもしれませんが，○○の理由で処置が必要です」など，患者の自尊心を保ちながら対応していく。

《引用文献》

1) Inouye SK, et al：A multicomponent intervention to prevent delirium in hospitalized older patients. N Engl J Med 340：669-676, 1999

3 暴力に対する院内体制の構築

　東京武蔵野病院(以下，当院)では，2004年から暴力事故防止プロジェクトを展開し，暴力防止に向けた活動を行っている。この取り組みの前年に，急性期病棟の廊下で看護師が突然顔面を強打され，駆けつけた看護者数人も身体的な暴力を受けるという重大事故が発生した。事故にかかわった医療スタッフが身体的にも精神的にも深い傷を負う結果となり，「病院全体として何とかしなければならない」「暴力を二度と起こしてはならない」と強く感じたことが，暴力防止に対する取り組みの契機となった。

　暴力は，身体的ダメージの如何にかかわらず，当事者だけではなく医療スタッフにも多大な精神的ダメージを与えてしまう。これはどの医療機関でも起こり得ることであり，暴力への対策を講じる必要がある。

まずは組織として取り組む姿勢を明確にする

　暴力事故防止プロジェクトの活動開始当初は，"暴力"という言葉を使うことにさえ抵抗感が強い状況であり，活動名称も"安全管理プログラム"であった。その後，暴力や攻撃性，その予防に関する教育を進めるなかで，暴力防止に関する組織的な合意が形成されていき，2011年には"東京武蔵野病院　暴力防止プログラム"へ名称が変更された。現在では，医療安全管理委員会の下部組織として暴力防止プログラム会議が位置づけられ，組織的に暴力防止に取り組む姿勢が明確となった。

　暴力防止プロジェクトは，以下のことを基本理念としている。

- 暴力は予防できる
- 暴力や攻撃性への対応の第一選択はディエスカレーション(言語的・非言語的なコミュニケーション技法によって攻撃性や怒りなどの軽減をはかる技術)であり，身体的介入は最終手段である

　そして，知識の提供と周知をはかるのみならず，包括的暴力防止プログラム(Comprehensive Violence Prevention and Protection Program：CVPPP)や緊急事態ストレス・マネジメント(Critical Incident Stress Management)を参考に，暴力の予防から発生時の対応，再発防止までの包括的対策の実践を目指している。

　当院は都市部にある精神科病床主体で一般病床を併せもつ病院である。そのため，全国の多様な医療機関に対して普遍的に当院のシステムを適用することはできないが，暴力に対する意識・実態調査，暴力対策研修，患者の暴力リスクのアセスメントなど，参考になる部分はあると思われる。以下にその活動を紹介する。

表 3-1 主な研修

全体研修〔初級研修：年3回開催。主に新しく入職した医療スタッフ（医師を除く）を対象に実施〕	
講義	・臨床における暴力の実態 ・暴力の定義 ・暴力事故発生のメカニズム ・事故の起こりにくい環境の整備 ・暴力事故予防対策の実際（リスクスクリーニングとアセスメント，暴力の差し迫っている兆候・サインのモニタリング，攻撃サイクルに沿ったディエスカレーション，暴力事故発生後の対応）
演習	ディエスカレーション ブレイクアウェイ，チームテクニクス
部署別研修：各部門の特徴とニーズに合わせて，暴力発生場面を想定した研修	
診療部研修	年2回。主に新しく入職した医師を対象に初夏は初級研修，秋は身体介入技術を実施
外来関連部門研修	年1回。外来での暴力事故発生を想定したシミュレーション研修を関連部署が協働で実施
その他	トレーナーが中心となり，各部署の課題に応じた研修を年1回以上企画・運営

職員の暴力に対する意識・実態調査

日本看護協会が2003年に保健医療福祉施設を対象に実施した調査では，過去1年以内に身体的な暴力を受けた経験がある者が33％，言語的な暴力を受けた経験がある者が32％であった[1]。当院が2004年に行った看護職員を対象とした調査では，過去1年間に患者から暴力（身体的，言語的，性的なものも含む）を受けた経験がある者は66％であった。これは他施設と比較してもかなり高い割合であり，認知症専門病棟ではほぼ100％の看護職員が暴力を受けた経験があると回答した。一方で，事故報告書の提出は32％にとどまっていた。

この結果をふまえ，暴力予防のために必要な物理的環境の整備，緊急通報システムの整備・構築，暴力予防のためのマニュアルを整備し，暴力の予防法を身につけて安全に対処するための教育をすべてのスタッフを対象に実施した。

暴力予防対策を目的とした研修

教育の目的は暴力予防におき，目標はすべてのスタッフが攻撃サイクルに合わせた一連の対処ができることとした。基本的な理念の浸透，ディエスカレーションとブレイクアウェイ（暴力から安全に回避する技術）の普及をはかり，並行して不幸にも暴力が発生した場合の対応，再発予防についての指針を示し，さまざまな場面での啓発活動を行った。ブレイクアウェイ，チームテクニクス（身体拘束が必要な場合に3人を基本としたチームで効果的な抑制をすること）については，CVPPPの技術をそのまま導入するのではなく，1つひとつの技術を安全性，臨床への適用可能性，難易度などから多角的に検討し，取捨選択してマニュアル化した。研修は全職種の新人・中途採用者を対象としており，暴力防止プログラム会議の下部組織である暴力防止トレーナー会議（各部署から選出された医療スタッフ）が教育研修の企画運営を行っている。当院で行っている主な研修の内容を表3-1に示す。

暴力リスクのアセスメント

患者の状態や暴力発生のリスク・緊急度を的確に測定，評価するため，暴力リスクスクリーニングシート（p.17），暴力サインモニタリングシートを開発し，2006年より病棟で活用している。このアセスメントツールを使用することで，患者・医療スタッフ双方にとって安全な治療環境の提供，暴力の予防・対応計画立案が行われるとともに，患者の状態理解が深まり，介入や問題解決，隔離拘束の必要性の客観的判断材料となるなどの効果が期待できる。

高齢者ケアにおける暴力事故防止

当院内で従来ほとんど報告されてこなかった高齢者の暴力についても，実態把握のために2010年から調査に取り組んだ。まず，特徴として以下の点が明らかとなった。

- ケアや処置などの介入場面での発生頻度が高い
- 患者の多くに器質的な病変がある
- 攻撃性のエスカレートから暴力の発生までの時間経過が非常に短く，兆候から暴力発生を予測することが難しい

また，調査では，医療スタッフの多くがケアや処置への反応として起こる暴力を，精神症状による暴力とは区別して"介護抵抗"と呼んで避けがたいものととらえており，軽微な暴力は常態化し，ほとんど報告もされない悪循環に陥っている状況がみえた。暴力予防として，複数対応や強制的な介入にならないよう配慮がなされていたが，医療スタッフが患者の能力を超えるような行動を促したり，急かす，否定や禁止するなどの対応を行うことで，いらだちやあせりを誘発し，暴力につながっていることがわかった。

抵抗が予測される排泄，入浴介助時には，暴力を受けにくい位置を保ち，徒手拘束は複数名で役割分担を明確にするなど，患者・医療スタッフ双方の安全に配慮した介入を行い，患者個人の特性に応じた対策をチームとして講じることが重要と思われた。

調査によって，暴力は予防対策により回避の余地があることがわかり，「高齢者ケアにおいて暴力は避けられないもの」という医療スタッフの意識を変革することができた。また，防止対策を医療スタッフの経験や文献検討により抽出し，実践につなげている。

《引用文献》
1) 日本看護協会：2003年 保健医療分野における職場の暴力に関する実態調査，日本看護協会出版会，2004

《参考文献》
2) 阪本清美，佐藤雅美，他：精神科における看護職員の危機的体験に関する調査研究，第35回日本看護学会精神看護抄録集，p104，2004
3) 包括的暴力防止プログラム認定委員会：DVDブック 医療職のための包括的暴力防止プログラム，医学書院，2005
4) ジェフリー・T. ミッチェル，他（著），高橋祥友（訳）：緊急事態ストレス・PTSD対応マニュアル―危機介入技法としてのディブリーフィング．金剛出版，2002

4 暴力リスクのアセスメント法と患者・家族への事前説明

平常時のリスクアセスメント

　暴力は患者本人の要因だけでなく，環境やスタッフの状態・態度が複雑に絡み合って発生するため，完全に予測はできない。しかし，患者の生活背景や現病歴，現在の症状，心理・社会的な状況からハイリスク者を見分けることは可能である。

　入院時や転室・転棟などの移動時，疾患のステージが変化し，治療内容が変更されるときなどには全患者のスクリーニングを行うのが望ましい。特に，過去の暴力行為・暴力犯罪歴は強力なリスク因子として認識し，この情報が転院や入退院で失われないよう確実に伝達する。**表 4-1** に暴力リスクスクリーニングの項目の例を示したが，リスクアセスメントは評価者により差異が生じやすいため，患者自身や家族，他の医療スタッフから直接話を聞き，多職種で評価するのが望ましい。

暴力が切迫していることを示す兆候

　身体的な暴力は突然発生するのではなく，"攻撃サイクル(assault cycle)"と呼ばれる周期的なパターンが観察され，5つの段階にはっきりと分割できる[1]。

① 誘因期(triggering)：暴力の差し迫っているサインをみせ始める。
② エスカレート期(escalation)：次第にサインが大きくなる。
③ 危機相(crisis)：身体的な暴力の発生。
④ 停滞・回復期(recovery)：落ち着きを取り戻すが，まだ再攻撃の危険がある。
⑤ 危機後抑うつ期(post-crisis depression)：完全に怒りがおさまり，不安・罪悪感・疲弊感を感じる。

　怒りや攻撃性が現れてから暴力行為にエスカレートするまでの時間は，個人や状況により異なるが，脳に器質的な障害のある場合はエスカレート期がきわめて短く，直ちに対処しなければ身体的な暴力への発展を予防することが難しい。このため，暴力が切迫していることを示す一般的な兆候(**表 4-2**)[2]の出現と変化を見逃さないよう，すべてのスタッフが基本的な知識を理解し，そうした患者に相対した場合の初動について日頃からトレーニングしておくことが望ましい。また，暴力が発生した場合は事故を振り返って事前に兆候がみとめられたか，みとめられた場合は患者固有の注意すべき兆候を確認し，再発予防に活かす必要がある。

表 4-1 暴力リスクスクリーニングの項目例

1	過去に一度でも身体的な暴力を振るったことがある
2	傷害・殺人などの重大な犯罪歴がある
3	興奮状態である，または易刺激性・易怒性がある （ここでいう易刺激性とはささいなことで気分変動がみられるような状態を示す）
4	口調が荒い，粗暴な言動がみられる
5	待てない，我慢できない，同じ訴えを繰り返し落ち着かない （目安：30 分に 2 回以上訴えがある）
6	被害的な幻覚（命令形の幻聴など）・妄想などがあり，それに左右された行動がある
7	治療・看護・介護に対する理解が得られない，または拒否がある （認知症患者の介護に対する抵抗など含む）
8	軽度～中等度の意識障害がある （せん妄，もうろう状態，見当識障害，アルコールや薬物による酩酊を含む）
9	アルコール，薬物，ニコチンの離脱症状がある

〔東京武蔵野病院暴力リスクスクリーニングシート（2016 年 2 月 18 日運用開始）より〕

表 4-2 暴力の差し迫っている一般的な兆候

外見や会話の変化	行動面の変化
・生理的変化（発汗，呼吸促迫，脈拍増加） ・表情の変化（緊張，瞳孔の散大，紅潮，青筋，奥歯を噛みしめる，睨みつける，視線が合わない/凝視する） ・全身の筋緊張，握りこぶしを作る，振戦 ・話し方，会話の変化（大声，叫ぶ，構音障害，早口，短い発語，ぶっきらぼう，不作法，名前を呼ばず 2～3 人称を用いる，急に怒鳴る/沈黙する） ・混乱（発言の内容がまとまらない，こちらの話の意味を理解しない） ・注意集中力の低下 ・ささいなことに反応しすぐにイライラする ・暴力に関連した妄想や幻覚 ・言葉による怒りの表出，脅し	・落ち着きがない ・急な行動を起こす ・活発に歩き回る ・同じことを何度も繰り返す ・付きまとう，追いかける ・立ちはだかる，にじり寄る ・物を投げる ・脅かすようなそぶり，挑発的な行動

（日本精神科救急学会：精神科救急医療ガイドライン 2015 年版，pp60-61，へるす出版，2015 より一部改変）

　なお，短期的な暴力発生リスクの予測を助けるツールに，精神科病棟で有用性が確立されている Broset Violence Checklist（BVC）がある。下里らによって開発された BVC 日本語版（図 4-1）は，身体的な暴力の前段階とみなされる攻撃性の兆候などを評価するチェックリストで，24 時間前に BVC 得点が 1 点以上になることで，暴力発生を 78％予測可能であることが報告されている[3]。患者のニーズを早期に察知して予防的な介入を行ううえで役立つ指標であり，一般病棟でも看護師の暴力リスクアセスメントツールとして日常のケアのなかで容易に用いることができる。

The Broset Violence Checklist—BVC
BVC は 24 時間での暴力行為の予測を助ける簡便なチェックリストである。

患者 No

記録者：	患者名：
	評価日時：　　　年　　　月　　　日 （　深夜　　日勤　　準夜　　）
いつもより混乱している（発言の内容がまとまらない，あるいは説明を理解しない，幻覚妄想が活発）	
いつもより些細なことに反応する，易刺激的であり，すぐイライラする	
いつもより態度が乱暴だ（ドアを乱暴に閉める，何となく乱暴，声が大きい）	
いつもより脅かすような仕事（拳に力が入り身体が緊張している）をする	
いつもより言葉が乱暴で脅かすようなことをいう（非難する，脅かすなど）	
いつもよりものにあたる（壁をたたくなどやつあたりのような）	

性　　男　□　　女　□　　入院形態　□

年齢　＜20 □　20〜30 □　31〜40 □　41〜50 □　＞50 □

使用時の注意
各項目を採点時点で観察される場合，存在する(1)，なし(0)の数字で採点してください。
各勤務帯の開始時にその日の担当者が評価してください。勤務での観察，評価，対象患者についての知識をすべて考慮したうえで，「新たに出現したか，普段もあるがいつもは暴力に至らない人はそれよりも激しい」のいずれかの場合」1，「認められない場合」，「存在するが，普段と同程度の場合」は 0 です。入院当初など以前に知られていない患者については評価時点で存在するかどうかのみを判断してください。

図 4-1　The Broset Violence Checklist(BVC)日本語版
〔下里誠二，他：Broset Violence Checklist(BVC)日本語版による精神科閉鎖病棟における暴力の短期予測の検討．精神医学 49：529-537，2007 より引用〕

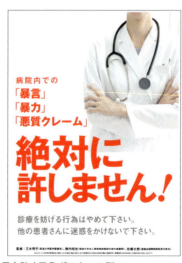

図 4-2　暴力防止啓発ポスターの例
〔三木明子，他：病院における患者・家族の暴力に対する医療安全力を高める体制の醸成　平成 25 年〜27 年度基盤研究(C)〕

```
東京武蔵野病院　病院長　殿

私は，一般科 B2 病棟入院期間中における身体拘束に関して，担当医師から実施する理由，実施方法，合併
症などについて説明を受けました。
また，不明点について担当者に質問する機会を得ました。

1．身体拘束を実施する理由
　□　転倒・転落により骨折する危険性がある。
　□　点滴など治療のためのチューブを抜いてしまい，生命の危険がある。
　□　必要な安静が守れず，治療に支障をきたす可能性がある。
　□　その他（　　　　　　　　　　　　　　）

2．身体拘束により起こり得る合併症
　□　褥瘡(床ずれ)
　□　筋力の低下
　□　循環不全(むくみ)
　□　深部静脈血栓
　□　精神的ストレス

上記に関して十分に理解したうえで，身体拘束を実施することに
　□同意します
　□同意しません

　　　　　　　　　　　　　　　　　　　　　　　　年　　　　月　　　　日

　　　　　　患者氏名(自署)　＿＿＿＿＿＿＿＿＿＿＿＿＿
　　　　　　代理人氏名(自署)　＿＿＿＿＿＿＿＿＿＿＿＿＿　続柄（　　　　）

　　　　　　　　　　　　　　　　　　　　　説明者　＿＿＿＿＿＿＿＿＿＿　印

　　　　　　　　　　　　　　　　　　　一般財団法人精神医学研究所附属東京武蔵野病院
```

図4-3　一般科病棟における身体拘束に関する同意書の例
(一般財団法人精神医学研究所附属東京武蔵野病院：一般科病棟における身体拘束実施に関する指針 第6版，pp9-10，2015より一部改変)

患者・家族への事前説明

　暴力防止の基盤となるのは，スタッフとすべての利用者に対し，どのような暴力行為も容認できないという組織としての明確な方針を示すことである。啓発ポスター(図4-2)[4]を各所に掲示するだけでなく，外来初診時や入院時などに言葉と書面で言語的脅迫を含む暴力行為への対応方針に関して説明を行い，遵守されない場合は警察通報，治療・サービス提供の中断，強制退院などの措置もとることをあらかじめ示しておくことが望ましい。
　なお，治療の受け入れにあたり，あるいは治療経過のなかで徒手的な拘束や専用器具を用いた身体拘束が必要になることが予測される事例では，拘束による有害事象発生のリスクも併せて，

1）身体拘束の方法
　　拘束方法としては以下の3種類があります。
　　① 全身拘束（四肢＋体幹拘束）＋肩拘束
　　② 全身拘束（四肢＋体幹拘束）
　　③ 部分拘束（体幹拘束＋両上下肢，両上下肢，両上肢のみ）
　　その他，拘束用具として④ すり抜け防止帯，⑤ ミトン，⑥ 車いす用ベルトなどがあります。

2）身体拘束の部位
　　以下の部位に拘束具を装着します。

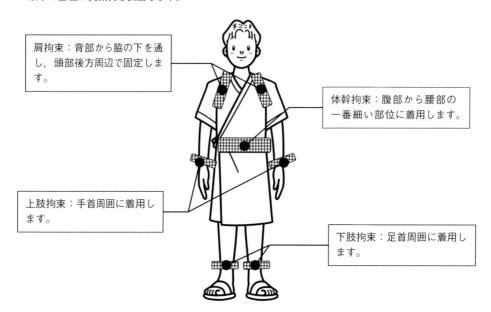

肩拘束：背部から脇の下を通し，頭部後方周辺で固定します。

体幹拘束：腹部から腰部の一番細い部位に着用します。

上肢拘束：手首周囲に着用します。

下肢拘束：足首周囲に着用します。

＊すり抜け防止帯は体幹拘束から脱することによる事故を予防するもので，体幹拘束とともに装着します。
＊ミトンは点滴・チューブの抜去や創部の安静を保つ目的で，手指の動きを抑制するために装着します。
＊車いす用ベルトは，車いすからの転倒・転落を防止するもので，車いすに装着するベルトのことです。

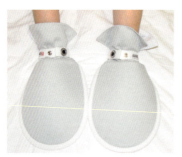

ミトン

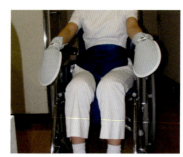

車いす用ベルトとミトン

一般財団法人精神医学研究所附属東京武蔵野病院

図4-4　身体拘束に関する説明書の例
（一般財団法人精神医学研究所附属東京武蔵野病院：一般科病棟における身体拘束実施に関する指針 第6版．pp9-10, 2015より一部改変）

入院時に医師より患者・家族に対し，図4-3，4[5]のような文書を用いて説明を行い，同意を得るようにする。身体拘束を行わない場合に患者が被る不利益を説明しても，本人・家族の同意が得られない場合は，原則的に拘束は実施しない。しかし，意識障害，認知機能障害など，本人の意思の確認ができない，同意能力に問題がある，家族にも連絡がとれないといった場合は，医師を含む多職種で協議を行う。その結果，生命の維持のために拘束が不可欠であり，代替方法がないか，あっても有害事象発生のおそれがより強いと判断された場合は拘束を実施するが，拘束開始の際には改めて拘束が必要な理由・拘束部位を患者に説明する。家族に対しても拘束が開始されたことを併せて説明し，理解を得る。

《引用文献》

1) Kaplan SG, Wheeler EG：Survival skills for working with potentially violent clients. Soc Casework 64：339-346, 1983
2) 日本精神科救急学会：精神科救急医療ガイドライン2015年版．pp60-61，へるす出版，2015
3) 下里誠二，他：Broset Violence Checklist(BVC)日本語版による精神科閉鎖病棟における暴力の短期予測の検討．精神医学 49：529-537, 2007
4) 三木明子，他：病院における患者・家族の暴力に対する医療安全力を高める体制の醸成　平成25年〜27年度基盤研究(C) http://www.md.tsukuba.ac.jp/nursing-sci/mentalhealth/seika.html(2017年10月1日閲覧)
5) 一般財団法人精神医学研究所附属東京武蔵野病院：一般科病棟における身体拘束実施に関する指針 第6版．pp9-10, 2015

5 不穏・暴力対処手技使用の前提となるプロセス

　暴力行為を回避するための危機離脱技術，行動を制圧する徒手的拘束は，患者，医療スタッフだけでなく周囲の者にも危険を伴う手段であり，他の介入が成功しなかった場合に用いる最終手段である。やむを得ず実施する場合，患者，医療スタッフ，周囲の者の身体的・情緒的な安全がすべてに優先されなければならない。

　医療現場で患者が攻撃性や暴力を呈するのは，不適切なコミュニケーションや診療システム，療養環境に関連したものが多数を占めており，多くの暴力インシデントは予防可能である。このため，日頃より身体的介入の必要性をできるだけなくすための対策と，緊急時に安全に介入できる物理的・人的環境の整備をはかっておくことが重要である。

物理的環境の整備

　患者の利用する施設環境は，安全性，プライバシー，尊厳が常に保たれるよう利用者の視点から整備する。一般的に人の過密な状態，頻繁な出入り，高湿度，気温の高低，臭気，騒音などは暴力を誘発させる要因となるため，できるだけ少なくするよう調整する。併せて，バリアフリー化や，障害のある人に対する合理的配慮，ジェンダーや文化的・社会的背景への配慮をした設備や運営，ケア方法の定期的な見直しを行う。これらは，患者-医療スタッフ間のコミュニケーション・エラーから派生する暴力インシデントの予防につながる。

　また，攻撃性のコントロールにおいて十分な個人空間の確保は非常に重要である。病室・居室の構造によっては十分な個人空間を保つことが困難な場合もあるが，患者から攻撃性の兆候がみとめられた場合に，安全に対応できる場所を確認し，緊急時に速やかに移動できるようにしておくことが望ましい。閉鎖された空間で対応しなければならない場合は，最低2か所の出入口が確保でき，緊急時の応援要請が確実に行えることが必須条件となる。

スタッフの対応

　スタッフの接遇向上は，患者の暴力行為へのエスカレートを防止するための基本となる。あらゆる場面で患者を待たせる時間を最小化するよう調整し，待たせてしまう場合にはストレスを緩和するために以下に示したような工夫をする。
・予定待ち時間を知らせる
・くつろいで待つことのできる空間を提供する
・たらい回しにならないよう対応するスタッフを明確化する

　また，患者の心理状態，認知機能や好みに配慮した情報提供を行い，治療・ケア方針など重要な意思決定に十分な時間をかけられるようにし，その決定が最優先に扱われるよう関係者の意思

疎通をはかる。これは，患者の意にそぐわない介入への抵抗・拒否を避けるうえできわめて重要である。

緊急時の対応，応援体制の整備

攻撃性がエスカレートしつつあるのが明らかな相手への対応で最も重要な原則は，医療スタッフの態勢が整わない状態では無理に介入せず，可能なら一時退避して応援を呼ぶこと，また，攻撃者が入院患者以外である場合や，刃物，銃火器などを所持していれば，その場で警察に通報することである。

緊急時の応援要請のための警報システムを導入したり，施設内コードを取り決めている施設は多いが，使用基準と使用時の応援体制を明確に決めておかなければ，効果的にインシデントを収束させられないばかりか，かえって当事者が危険にさらされてしまう場合もある。応援要請は暴力インシデントが発生してからではなく，攻撃性の兆候がみられた段階で行うことを徹底する。応援者の役割を含めて，組織として対応手順を整備し，具体的なインシデント場面を想定したシミュレーション・トレーニングを定期的に行うことが望ましい。

危険物の管理

武器になり得る物品(刃物類，ベッド柵や点滴スタンドなどの金属製品，ガラス製品など)については，持ち去られる可能性も考慮し，安全な保管方法を決めて遵守する。軽量の家具や備品は固定するか容易に持ち上げることができない物に交換するのが望ましい。

施設の安全管理上，利用者に対して危険物を持ち込まないように協力を求めることは可能であるが，所持品を検査することは人権侵害となる可能性があり，一般にはみとめられない。所持品検査の実施を伝えただけで興奮，不穏化するケースもあり，所持品検査を巡るトラブルを回避するためには，少なくとも施設として持ち込み品の制限の基準と理由を明確にし，検査手順を標準化すること，あらかじめポスターなどで掲示しておくことが欠かせない。

所持品検査は，航空機の搭乗前に行われる保安検査のように画一的に行ったほうが利用者の理解を得やすく，金属探知機を用いることもある。また，検査を行う際は，相手が興奮，不穏化することを想定して以下に示したような場所を選択する。
・周囲の危険物を除去できること
・物品を隠す場所がないこと
・所持品の確認を行うのに十分なスペースがあること
・プライバシーが確保できること

検査には必ず複数のスタッフが立ち会い，相手の同意を得て，羞恥心，屈辱感を感じることのないよう，所有者の面前で1品ずつ確認を行うようにする。検査の結果は正確に記録を残し，万が一，所持品を預からなければならない場合は，施設で規定された手続きに従って保管する。

代替方法の検討・実施

　徒手拘束の実施が必要な患者では，引き続いて専用器具を用いた身体拘束が行われる場合が少なくない．しかし，身体拘束の弊害は重大であり（p.116「身体拘束の弊害と倫理的問題」参照），まずは不穏・暴力の原因を明らかにし，可能な限り原因の除去に努め，代替方法を試みることが原則である．代替方法は，表5-1に示したように，環境調整，心理的介入，苦痛を伴う治療法の見直し，薬物投与による化学的鎮静（可能な場合は内服投与）などの検討が優先されるべきである[1]．

　このうち，言語的・非言語的コミュニケーション技法により，興奮や攻撃性を鎮静させるディエスカレーションテクニック（表5-2）は，医療スタッフが習得すべき基本技術であり，他の強制的な介入に先立って試みることが推奨されている[2-4]．ディエスカレーションを実施する際は，複数の医療スタッフで対応することを原則とし，そのうち1人が責任をもって状況をコントロールし，常に暴力の発生に備えつつ，ディエスカレーションテクニックが効果的な状況か判断することが重要である．この役割は，必ずしも患者を担当している医療スタッフが適切とは限らず，特に，攻撃のターゲットとなっている場合は速やかに交代し，性別，年齢，ポジション，関係性などを考慮し，その状況を解決するのに最適な医療スタッフが対応するべきである[2]．

Column ▶ 不穏・暴力対処手技を使用する前に

　本書は不穏・暴力対処手技に多くのページを割いている．そのため，実際の暴力が発生，もしくはそのリスクが非常に高い状況では，手技を使用することが第一選択であると誤解されることを著者は危惧している．しかし臨床現場では，そのような状況でもほとんどはディエスカレーションを行うことや人手を呼ぶことによりおさまる．「刃物を持っているとき」（p.110）で提示されるケースは著者自身の経験であるが，その後患者は著者のディエスカレーションで説得に応じて刃物を自らしまうのである．それ以外でも興奮した患者の多くは，院内放送で自分の周りに人があふれるほど駆けつけると徐々に戦意を喪失する．多人数の医療スタッフが駆けつけると反応して余計に興奮する患者もいるが，少人数で暴力に対応して万が一制御ができないときの危険性を考えるとはるかに安全で合理的である．よって，もし組織として不穏・暴力対処手技を使用する環境にない状況だとしても，最低でも人手を集める院内のシステムを作ることや，ディエスカレーションの研修を行う必要はある．

　不穏・暴力対処手技を使うことにより，患者が一層激しく抵抗することも多々ある．著者は以前勤務していた病院で，興奮した患者を制しようとしてもみ合い，患者の肘が自分の胸に当たり肋骨骨折を受傷したことがある．当時その病院は患者の暴力の際に人手を集めるシステムがなく，今となってはもっとシステムの構築を重視すべきであったと思うのである．

（本田　明）

表 5-1 身体拘束の代替方法の例

環境調整	危険物除去,ベッドの種類の変更(低床ベッド,マットレス),ベッド・病室移動,音・採光の調整,時計・カレンダー,患者の日常生活行動や自殺・暴力リスクに応じたベッド柵の調整,離床センサー,フロアマット
観察の強化	看護体制の工夫,観察レベルの変更,付き添いなど家族への協力依頼
ストレス緩和・生活リズム確立の支援	痛み・瘙痒感などのコントロール,気分転換や運動・散歩,家族・近親者との面会,リラクセーション技法の活用,薬物調整
ルート・チューブ類の必要性の検討,固定方法の工夫	薬剤投与方法の変更(点滴の見直し,注射から内服へ),胃管・尿管カテーテル留置の中止,視界に入らない場所に固定する,関節可動域や日常生活動作に配慮した走行・固定
苦痛を伴う治療法の変更または中止の検討	安静度の拡大,検査・処置の頻度や内容の見直し
攻撃性・暴力のセルフコントロール強化	ディエスカレーションテクニック,タイムアウト*,あらかじめ暴力行為の前兆について患者と話し合い対処法を計画する(セーフティプラン)

*攻撃性や混乱の高まった際に,一定時間,隔離室ではない静穏化するための空間に身をおかせる方法。
〔東京武蔵野病院:行動制限最小化の指針 第6版(2014年)より一部改変〕

表 5-2 ディエスカレーションテクニック

周囲の環境の管理
・応援の招集を判断し,必要以外の人を移動させる
・近くにいる他の患者や医療スタッフに対して状況を説明し,協力を求める
・家具などを移動して必要な空間を確保するか,別の安全な場所に移動する
・テレビやラジオは消す
・武器になる可能性のある物は取り除く。患者が武器を持っている場合は安全な場所に置いてもらうよう交渉する
挑発的な態度・振る舞いを避ける
・凝視を避ける。ただし,完全に目をそらさずアイコンタクトは保つ
・淡々とした表情を保つ
・高慢,威圧的な印象を与えるのを避けるため,姿勢や態度に注意する。特に,腰に手を当てたり,腕組みをしない
・ゆっくりと移動し,急な動作を行わない。身体の動きは最小限にし,身振り手振りが多すぎることや,そわそわと身体を揺すったり,身体の重心を移動することを避ける
相手のパーソナルスペースを尊重し,自分自身が安全なポジションを保つ
・相手に対応する前に,暴力発生を誘発したり,けがの原因になる,あるいは武器として使用される可能性のある所持品(ネクタイ,スカーフ,装飾品,ペン,ハサミ,バッジなど)を除去する
・いかなるときも相手に背を向けない
・通常より広いパーソナルスペース(最低でも腕の長さ2本分以上)を保つ
・相手の真正面に立つのを避け,およそ斜め45度の立ち位置とする
・両手は身体の前面に出し,手掌を相手に向けるか,下腹部の前で軽く組むなど,相手に攻撃の意思がないことを示し,万一の攻撃・暴力発生に備える
・出入口を確認し,自分と相手の双方の退路を保つ位置に立つ。出入口やドアの前に立ちふさがらない
・壁やコーナーに追い詰められないようにする
・警告なしに相手に触れたり,接近しない
言語的コミュニケーションスキル
・ラポールを築くように試み,ともに問題解決する姿勢を強調する
・脅すのではなく現実的な条件を提示して交渉する
・穏やかに,はっきりと,短く,具体的に話す
・努めて低い声で静かに話す
・相手が意見を表現できるように助け,注意深く聴く
・苦情や心配事,欲求不満については理解を示すが,肩入れしすぎたり,その場限りの約束をしないように注意する
・批判を避け,感情を話すことをみとめる。先取りして「あなたの気持ちはよくわかります」などと伝えるのは逆効果である
・飲み物や食べ物をとるよう勧める

(日本精神科救急学会:精神科救急医療ガイドライン2015年版.pp63-65,へるす出版,2015より一部改変)

≪引用文献≫
1) 一般財団法人精神医学研究所附属東京武蔵野病院：一般科病棟における身体拘束実施に関する指針 第6版．p6, 2015
2) 日本精神科救急学会：精神科救急医療ガイドライン 2015 年版．pp63-65, へるす出版, 2015
3) National Institute for Health and Care Excellence：Violence and aggression：short-term management in mental health, health and community settings(NICE guideline [NG10]), 2015
 https://www.nice.org.uk/guidance/ng10
4) Richmond JS, et al：Verbal De-escalation of the Agitated Patient：Consensus Statement of the American Association for Emergency Psychiatry Project BETA De-escalation Workgroup. West J Emerg Med 13：17-25, 2012

6 精神科と精神科以外の診療科における暴力の類似点と相違点

　医療機関における患者の暴力の問題は，長年タブーに近いとらえ方があったが，近年，精神科領域では暴力への具体的な対応方法が確立されてきている。精神科領域の暴力対策は，それ以外の診療科(身体科)領域の暴力対策でも有用なことが多い(p.38「不穏・暴力対処手技の限界」参照)。しかし，相違点もあり，それらをふまえながら参考にする必要がある(表6-1)。

精神科と身体科における暴力の類似点

医師よりも看護師，看護助手(補助者)が暴力のターゲットになりやすい

　これはある程度，患者が医療スタッフの地位や人間関係をみていることによる。人間は本能的により弱い立場の相手に高圧的な態度に出やすい。よって，同じ職種でもベテランより新人が暴力を受けやすく，看護実習受け入れ病院などであれば学生もターゲットになりやすい。

医療スタッフが多忙，手薄な状況で暴力は起こりやすい

　患者は潜在的に「自分への関心が向いていない」「要求が十分満たされない」とフラストレーションをため，暴力を起こしやすい。よって，ありがちなことではあるが「忙しいから後で」というような医療スタッフの対応は，患者からすると突き放されたような感覚になり，暴力が起こる大きなリスクとなる。

患者の症状(精神科では精神症状，身体科では身体症状)が軽症よりは中等症以上で起こりやすい

　精神疾患，身体疾患いずれも重症度が進むことにより起こりやすい。ただし，身体疾患は重症度がある程度高くなると，意識障害が進行し精神症状は目立たなくなることが多い。

精神科と身体科における暴力の相違点

精神科では若年で身体が比較的健康な者が多い。身体科ではそもそも身体疾患をもち，高齢者が多い

　精神疾患の代表である統合失調症は若年で発症し，数十年単位の経過で当初の幻覚妄想などの陽性症状よりは，無為自閉，意欲低下などの陰性症状が前景に出てくることが多い。精神疾患をもつ若年者は身体的には健康な者も多く，腕力も高齢者に勝る。

　身体科で精神症状をきたすのは高齢者が多いが，認知症病棟などの場合は高齢者が主なため，精神科でも身体科における暴力に近い形になる。

表 6-1 精神科と身体科の暴力の類似点と相違点のまとめ

	精神科	身体科
類似点	・医師よりも看護師など，より弱い立場の相手がターゲットとなりやすい ・スタッフが多忙，手薄な状況で起こりやすい ・患者の症状が軽症よりは中等症以上で起こりやすい	
相違点	・若年で身体が比較的健康な者が多い ・幻覚妄想状態や躁状態，易刺激状態で興奮して暴力を振るうことが多い ・殴る，蹴る，暴れるなど比較的派手な暴力がみられる ・意識障害が少ないので，言語的・非言語的な鎮静アプローチであるディエスカレーションが有効な場合が多い	・そもそも身体疾患をもち，高齢者が多い ・認知機能の障害，せん妄など軽度の意識障害で興奮することが多い ・比較的，見た目が地味な暴力も多い ・意識障害（注意障害）により，左記のようなアプローチが十分有効でない場合が多々ある

精神科では幻覚妄想状態や躁状態，易刺激状態で興奮して暴力を振るうことが多い。身体科では認知機能（見当識，記憶など）の障害，せん妄など軽度の意識障害で興奮することが多い

　精神科の暴力は幻覚妄想に支配されていたり，気分が高揚していたりすることによるが，基本的に意識は清明である。症状が悪化すると現実的な問題をきちんと吟味する能力が低下し，現実の世界と妄想の世界があいまいになることが多い。このため，妄想の世界で，自分を脅かす言動を医療スタッフや周囲の人間がとっている，と誤って認識してしまう。

　一方，身体科の暴力は，認知機能の低下により，入ってくる情報を正しく処理できないストレスが原因であったり，身体症状の悪化で覚醒水準が十分保てず，寝ぼけたような世界で自身が脅かされる体験をすることによって起こることが多い。

精神科では殴る，蹴る，暴れるなど，比較的派手な暴力がみられる。身体科では比較的見た目が地味な暴力も多い

　精神科の急性期では若年者が多いので，力がみなぎるような暴力がしばしばみられる。このため，暴力の制御に難渋することが多くある。

　一方，身体科では一般的に不穏や暴力行為に至るのはせん妄や認知症患者で，高齢者が多いことから，引っかかれる，噛みつかれる，力は弱いが叩かれるなど，地味で目立たない暴力が日常茶飯事である。無言でこのような暴力が行われた場合は，当事者以外の周囲の医療スタッフは気がつかないことがある。患者から受けた暴力による身体的な傷害が軽いからといって，心の傷も軽いとは限らない。

精神科領域での興奮は意識障害が少ないので，言語的・非言語的な鎮静アプローチであるディエスカレーションが有効な場合が多い。身体科では，意識障害（注意障害）によりそのようなアプローチが十分有効でない場合が多々ある

　この違いは興奮して暴力を振るう患者に対し，どのような選択肢をとるか判断するうえで重要となる。いずれも興奮に対して基本はディエスカレーション（p.22「不穏・暴力対処手技使用の前提となるプロセス」参照）を行うが，有効でないにもかかわらずいたずらに長時間を費やすことは

治療的とはいいがたい。そのような場合は，早急に別の手段を選択し，患者を保護する必要がある。

身体科における暴力は大雑把にいえば高齢者によるものが目立つといえる。よって，患者の暴力に対して物理的に対応する場合，医療スタッフは自身と患者の身体の両方を同時に気遣わなければならないという困難なミッションに直面することになる。しかし，興奮や暴力を振るう患者への基本的なアプローチ方法は共通であり，あえて精神科と身体科で区別する必要はない。すなわち，距離(間合い)をとること，落ち着いた低い声で共感的に患者に話しかけることなどである。もちろん，身体科でも稀に高齢者で激しい暴力がみられる場合があるし，若年者の重症身体疾患によるせん妄状態や精神疾患合併の場合も腕力に任せた激しい暴力が出現することがある。この場合，患者の安全よりも自身の安全を優先する対応が必要となる。

Column ▶ 精神科の患者

しばしば精神科以外の診療科では"精神科の患者"はネガティブなニュアンスで語られる。派手な言動の患者は目立つし，暴力を振るう患者も目立ってしまうが，その陰に隠れた大多数の温厚な患者のことは心理的バイアスによって消されてしまうのである。

以前著者が勤務していた病院に，何十年も統合失調症で入院しているDさんがいた。Dさんは会話が支離滅裂で疎通はほとんどとれず，話しかけても内面に入られることを避けるかのように「グハハハハハ‼」と独笑して立ち去ってしまうような人だった。そんなDさんであったが，実は驚くべき武勇伝のもち主でもあった。ある医師が，幻覚妄想状態のため興奮した別の患者に殴られて追い詰められていたとき，Dさんはその患者を後ろから羽交い締めにして医師を助けたという過去がある。

このような患者の健全性は精神科のどのような患者にも存在し，それをよりどころに精神科の治療を進めていくこともある。精神症状や暴力リスクを医療として評価することは大切であるが，目の前の患者にどのような健全性があるのか注目することも大事なことである。

(本田　明)

7 言葉の暴力・セクシュアルハラスメントへの対応

言葉の暴力・セクシュアルハラスメントが個人・組織に与える影響

　言葉の暴力やセクシュアルハラスメントは，殴る，蹴るなど誰の目にも明らかな身体的な暴力とは異なり，被害者も加害者もそれが暴力であると認識していない場合が多い。特にセクシュアルハラスメントは"セクハラ"の略称が広まって軽く扱われる傾向があるが，単なる"性的いやがらせ"にとどまらず，適切に対応しなければ，暴行やレイプなど深刻な問題に発展する性暴力の一類型である。

　医療スタッフが患者などから受けるセクシュアルハラスメントは，男女雇用機会均等法（以下，均等法）において"環境型セクシュアルハラスメント"に分類され，具体的な行為としては表7-1のようなものが挙げられる[1,2]。「女のくせに」「男なのだから」などといった旧来の性役割や分業に関する固定観念を押しつけたり，それをもとに非難するジェンダー・ハラスメントもセクシュアルハラスメントに含まれる。近年はセクシュアル・マイノリティの権利擁護の観点からも，セクシュアリティ（性的指向），ジェンダー・アイデンティティ（性的自認）へのより一層の配慮が求められるようになっている。

　均等法の1997年改正により，事業主には職場におけるセクシュアルハラスメント防止のための雇用上の配慮を行うことが義務づけられた。さらに，2006年改正で保護の対象が女性から両性となり，同性間のハラスメントも含まれることが明記され，事業主には表7-2に示す具体的な措置を行うことが求められている[3]。

　しかし，事業主が実施すべき措置が明確になった反面，被害を受けた本人の主観的な体験よりも，平均的な同性の労働者がそれをセクシュアルハラスメントと感じるか，その行為が客観的にみてセクシュアルハラスメントにあたるかが重視され，どの程度なら耐えられるかという問題にすり替えられてしまったり，事実確認のプロセスにおける行為者，被害者への二次被害が生じやすくなっている。

　セクシュアルハラスメントによる被害者の心身への影響は，身体的な暴力と変わらないか，時にはそれ以上に深刻であり，医療スタッフの職業人としてのアイデンティティを破壊し離職につながることも少なくない。また，患者からのセクシュアルハラスメントが容認される職場環境においては，その影響は個人の問題にとどまらない。

表 7-1 セクシュアルハラスメントの行為の例

個人的いやがらせ personal harassment	身体的 physical	意図的かつ求められていない身体的接触，つまむこと，触れること，愛撫すること，なでること，つかむこと，キスすること，こすること，つついたり引っ張ったりすること，身体的に必要以上に接近すること，ストーカー行為（執拗で表面的には不干渉な形で近づいたり後を追ったりすること）
	口頭 verbal	人の身体，外見，または生活スタイルに関して反復的に性的かかわりのある言及または身振りを行うこと，人の個人的生活に関する不快な電話，質問または当てこすり，性的にあからさまな冗談または発言，望んでいないことを当人が明確にした後でも社交的活動に幾度となく誘うこと，望まれていない性的内容のほめ言葉，性的色彩をもつ発言，性的なからかい，性的な暗示，悪口，性的指向への言及
	身振り的 gestural	人の身体，外見，または生活スタイルに関して反復的に性的かかわりのある身振りを行うこと，性的含みをもつうなずき，ウインク，ジェスチャー（手，指，脚，腕），手振り，その他の不快な行為，人または身体の一部に対して幾度となく不快な目線をおくること
	文字的 written	不快な手紙や電子メール
威圧的行為 coercive behaviour		性的行為の提供の見返りとして昇進や採用を明示的または暗黙的に約束すること，性的行為の提供がない場合の解雇を脅迫すること，性的行為の提供がない場合の仕事や日常生活をつらいものにすること
敵対的環境 hostile environment		性的性質をもつ行為が従業員にとって快適でない労働環境を生み出す場合：性的にあからさまな図画，漫画，絵，写真やインターネットの画像を見せたり提示したりすること，性的性質をもつ不快な冗談，ポルノ素材，落書き，ピンナップなどの提示，身体の秘部の露出，わいせつな言葉の使用

（日本看護協会：保健分野職場内暴力対策枠組みガイドライン研修マニュアル，pp26-27，日本看護協会，2008 および International Council of Nurses, et al：Framework guidelines for addressing workplace violence in the health sector：The training manual. pp23-24, International Labour Organization, 2005 より作成）

言葉の暴力・セクシュアルハラスメントの防止と対応

　臨床において，言葉の暴力・セクシュアルハラスメントの発生，エスカレートを防止するためには，医療スタッフへの教育啓発と組織的に対応できる風土の醸成が必要である。

医療スタッフが加害者になる可能性に注意する

　患者が暴力的になる原因の多くは，不適切なコミュニケーションや診療システム，療養環境に関連したものである。看護師だけでなく受付や警備員などすべてのスタッフが，乱暴な言葉遣い，命令，脅しを避け，丁寧な接遇を心がけることは，患者を傷つけるのを防ぐだけでなく，その反応としての暴力を減らすことにつながる。また，これまで医療機関において，浴室，更衣室，トイレなどの使用は生物学的な性による区別が優先されてきたが，ジェンダーへの配慮を欠くことはセクシュアルハラスメントにあたるため，患者個人の意向を尊重して使用方法を見直すなど，柔軟な調整をはかる必要がある。なお，排泄や入浴，清拭など羞恥心，恐怖心を惹起しやすいケアは，露出が最小となるよう配慮するとともに同性の医療スタッフが担当するのを原則とし，異性の医療スタッフが単独で行わないことが望ましい。

表 7-2 事業主が職場における性的な言動に起因する問題に関して雇用管理上講ずべき措置の内容

事業主の方針の明確化およびその周知・啓発
・セクシュアルハラスメントの内容，セクシュアルハラスメントがあってはならない旨の方針を明確化し，管理・監督者を含む労働者に周知・啓発すること
・セクシュアルハラスメントの行為者については，厳正に対処する旨の方針，対処の内容を就業規則などの文書に規定し，管理・監督者を含む労働者に周知・啓発すること
相談（苦情含む）に応じ，適切に対応するために必要な体制の整備
・相談窓口をあらかじめ定めること
・相談窓口担当者が，内容や状況に応じ適切に対応できるようにすること。また，セクシュアルハラスメントの発生のおそれがある場合や，セクシュアルハラスメントに該当するか否か微妙な場合であっても広く相談に対応すること
事後の迅速かつ適切な対応
・相談の申出があった場合，事実関係を迅速かつ正確に確認すること
・事実確認ができた場合は，行為者および被害者に対する措置をそれぞれ適切に行うこと
・再発防止に向けた措置を講ずること（事実が確認できなかった場合も同様）
上記の措置と併せて講ずべき措置
・相談者・行為者などのプライバシーを保護するために必要な措置を講じ，周知すること
・相談したこと，事実関係の確認に協力したことなどを理由として不利益取扱いを行ってはならない旨を定め，労働者に周知すること

〔事業主が職場における性的な言動に起因する問題に関して雇用管理上講ずべき措置についての指針（平成18年厚生労働省告示第615号）より改変〕

医療スタッフ自身の整容，服装などに気をつける

羽目を外した印象や，誘惑的であるという誤解がセクシュアルハラスメントの引き金になる可能性がある。派手な化粧や髪型，アクセサリーをのぞかせる，ユニフォームから透けて見える下着を着用する，ボタンを外したままにする，スカートの丈を詰めすぎるなど，不要に肌を露出すること，身体のラインを強調するような補正をすることは避ける。

言葉の暴力・セクシュアルハラスメントの起こりやすい環境を作らない

看護師に対する性的なファンタジーをもつ人々も存在しており，他人の目が届きにくい密室では衝動のコントロールが失われてしまう患者もいる。出入口が1か所しかない閉鎖空間において，1対1でケアを行うのはできるだけ避けなければならない。患者の肌を露出する処置や排泄ケアなど，特に羞恥心を伴うケアは複数の医療スタッフでの対応を原則とし，万が一に備えて緊急ブザーなどを携帯し，ケア開始前に同僚に協力を依頼しておくようにする。必要に応じ，定期的な巡視で声をかけてもらうなど，安全なケア環境を維持できるよう支援を得る。

確実に情報を共有し，被害に遭いやすい者を支援する

言葉の暴力・セクシュアルハラスメントは特定の者のみが対象となることが多く，被害者が報告しなければ他者には気づかれず，そのことで加害者はさらに行為をエスカレートさせるようになる。学生や新人など特にターゲットになりやすい者には，オリエンテーションを確実に行い，被害に遭った場合の報告方法を伝え，ハイリスク者の情報を常に得るよう教育する。

ハイリスク者への対応

　言葉の暴力・セクシュアルハラスメントは，エスカレートすれば重大なインシデントに発展する可能性がある。どのような状況で起こりやすいか，ターゲットは誰か，リスクを増加・減少させる因子は何かを査定し，予防のための介入計画を立てる必要がある。実際の対応場面では身体的な暴力の予防と同様にディエスカレーションを適用するのが原則である。治療・ケアへの協力が得られにくい患者に対しては，1人で問題を解決しようとせず，ポジションパワーを利用したり，複数の医療スタッフで対応するように調整をはかる。なお，加害者に対しては，その行為が暴力・セクシュアルハラスメントにあたり，行為をやめなければ医療サービスの提供を続けられなくなることを毅然と伝えることが重要である。判断能力が保たれているにもかかわらず，改善がみられない場合には，実際に医療契約中止の手続きをとる。

被害者のケア

　被害者を再び単独で加害者のケアにあたらせてはならない。ストレス症状が強い場合は，加害者と不用意に接触することがないよう確実に保護し，本人の意向に配慮しながら，適切なメンタルサポートが受けられるよう調整する。繰り返しになるが，何が言葉の暴力・セクシュアルハラスメントにあたるか，職場内でどの程度なら許容できるかという議論をするのは不適切である。加害者と被害者の訴えが食い違うことはよくみられるが，被害者が大げさに報告しているととらえるべきではない。

　基準となるのはそれを受けた人が不快に感じるかであり，多くの医療スタッフが許容できる行為であっても，なぐさめたり，ささいなことだから目くじらを立てず忘れるように，などと説得することは許されない。

《引用文献》

1) 日本看護協会：保健分野職場内暴力対策枠組みガイドライン研修マニュアル．pp26-27，日本看護協会，2008
2) International Council of Nurses, et al：Framework guidelines for addressing workplace violence in the health sector：The training manual. pp23-24, International Labour Organization, 2005
3) 厚生労働省：事業主が職場における性的な言動に起因する問題に関して雇用管理上講ずべき措置についての指針（平成18年厚生労働省告示第615号），2006

8 患者への配慮

暴力を予防するための基本的な配慮

　暴力を予防するための患者への対応の方法は，年齢や疾患，個々の性格にもより，そのバリエーションは無限に近い。しかし，日常われわれが行うコミュニケーションも，個々の相手に対して臨機応変に対応しているので，実際はそれほど特別なことではない。

　基本事項としては，患者に対して"ため口"で話さない，あだ名や愛称で呼ばない，などの社会人として当たり前のことがある。患者が認知症だとしても，これらの言動は患者のプライドを傷つける。医療スタッフの不快な言動は，認知症により詳細な内容を忘れても，感情として残る。そして，そのフラストレーションは溜まっていくと考えたほうがよい。

　高齢者では，一般的に視覚，聴覚，触覚などの感覚が衰えていることが多いので，話しかけるときは正面から，視線を合わせながら，大声でなくてよいのでゆっくり，かつはっきりとした口調で話す。手を握り，触覚による注意を向けながら話しかける方法もしばしば行われる。不安の強い認知症患者の場合は，側方や後方から話しかけながらいきなり処置を行うと当然抵抗する。処置を行う際は，患者と視線を合わせながら，「(腕を触りながら)次はこちらの腕から注射をします」など，1つひとつ説明を行っていく。

患者との物理的・心理的距離を適切に保つ

　高齢者へのケアは感覚や認知機能の低下により，かなり患者に接近する手法をとることが多いが，性的に脱抑制をきたしている患者には，少し違うアプローチを考えなければならない。ケアにあたる医療スタッフを複数とすることや，同性の医療スタッフで対応したりすることである。また，患者が怒りで興奮している場合は，真正面から接近したりボディタッチをしたりすることは原則禁忌である。人間が外部から脅かされている状況では，本能として，自身に迫ってきたり触ってくる他者は危害を加える意図があるとみなされ，身体的な暴力に移行する危険があるからである。

　患者の年齢にかかわらず，せん妄をきたしている場合は穏やかな口調で語りかけるという原則は変わらないが，覚醒水準が低下している意識障害なので，医療スタッフの言動のみでせん妄が改善することはあまり期待できない。せん妄をきたしている身体的な問題が改善しない限りはせん妄も改善しない。したがって，この場合は薬物療法で対症的にせん妄を治療しながら，身体的な問題の解決をはかっていく必要がある。興奮もなく，もぞもぞする程度のせん妄であれば，もちろん経過観察していくのみでもよい。

　高齢でない患者の場合，必要がないのに身体的に接触しながら話しかけることはあまりしない

が，患者が医療スタッフと同年代や年下の場合，特に心理的に距離が近くなりがちになる点に注意を要する。心理的距離が近いと，患者は医療スタッフにさまざまな"期待"を抱くようになる。しかし実際，患者のすべての"期待"に応えるのは難しい。

この過程で，患者は医療スタッフにさまざまな感情を抱きやすい。これがよい感情の場合は"親近感""軽い好意""信頼"といった，医療を行ううえで比較的良好な関係となり望ましいのであるが，より感情が強まると"恋愛感情"や"性的感情"など，問題のある行動と結びつくこともある。悪い感情の場合は，さまざまな攻撃性となって現れる。患者の医療スタッフに対するよい・悪い感情，いずれも極端であれば身体的な暴力やセクシュアルハラスメントなどの暴力に結びつく危険がある。医療スタッフが患者と心理的に距離が近くなること自体は，先に述べた通り，治療やケアを円滑に行ううえでは必ずしも悪いことではないが，患者は身近な医療スタッフに強い感情をもちやすいという心理状態を理解し，距離をうまく保つことを意識することが，患者とのトラブルや暴力の予防につながる(逆に医療スタッフも，患者との心理的距離が近すぎると，患者に対して特別な怒りや恋愛感情を抱いたりすることがあることを知っておかなければならない)。

それでも暴力行為が起こってしまった場合に心掛けることは？

万が一，疾患をもつ患者に，不穏・暴力対処手技を行使する場合は，患者に対する"心理的配慮"と"身体的配慮"の2つを念頭におくことが大切である。

心理的配慮

まず，気をつけなければならないことは，患者が「無理やり医療スタッフに屈服させられた」というイメージをもたないようにすることである。患者の尊厳を守ることと，暴力に対応することの両立は難しい場面もあるが，少なくとも意識することは大切である。医療スタッフが暴力に対応するときは，常に「われわれは暴力をやめることを患者にお願いしている」というメッセージを，直接・間接的に患者に示す必要がある。興奮している患者に話しかける際は，落ち着いた低い口調で語りかける必要がある。実際は，患者の興奮につられて医療スタッフも無意識に興奮して，高い声や大声を出したり，早口になったりしがちである。また，なぜ患者が興奮しているのかを考えることも重要である。例えば，幻覚や妄想で不安が強いのか，処置の理解ができていないのか，難聴があるのか，記憶障害なのか，もともと怒りっぽい性格が加齢で先鋭化しているのかなど，その人なりの理由を考えることは，患者の興奮を鎮める手掛かりになるし，いたずらに医療スタッフが患者に対して悪い感情(陰性感情)をもつことも防いでくれる。

本書記載の不穏・暴力対処手技の行使は，医療の専門外の人たちからみると，それが患者自身や医療スタッフの身を守るためであったとしても，暴行や虐待を行っていると誤解を招く可能性がある。医療一般で処置に患者の家族などを同席させると，あらぬ誤解を招いてしまう状況と似ている。患者自身もそのような状況を他人には見られたくはなく，患者の尊厳を守ることや医療スタッフ以外の人たちの安全を確保する意味でも，不穏・暴力対処手技を行う場合は，できるだけ周囲にいる他の患者や家族を安全な場所に誘導することが望ましい。

身体的配慮

　病棟に入院中の患者は基本的に身体疾患を抱えているため，本書記載の不穏・暴力対処手技を使用した際の身体的な危険性について十分認識する必要がある．患者からの暴力は医療スタッフが外傷を負うという危険があるものの，それに対処する方法が患者に外傷を負わせてしまう危険も常に存在している．本書記載の手技は比較的安全性の高いものを厳選しているが，患者への外傷の危険性をゼロにはできないし，そのような手技も存在しない．だからこそ個々の医療スタッフは，患者の不穏や暴力に立ち向かう毅然とした態度と患者への身体的配慮とのバランス感覚が必要となる．

　手技を使用する際，特に保護しなければならない患者の身体部位は，頭部，頸部，眼球である．生命にかかわるため行ってはならない行為は，頭部から転倒させることはもちろん，頸部，胸部，腹部，背部への体重をかけた圧迫である．一般的な制圧術で仰臥位や腹臥位にした相手の胸部や背部，頸部を膝で押さえる手技が存在するが，上記の理由から本書では禁忌とする．その場を退避するための時間稼ぎとして患者を転倒させる行為は，逃げられない状況で，なおかつ相手が強い傷害の意思をもって攻撃してきたときのみ許容される．

　高齢者の場合，筋力や平衡感覚の低下から，転倒リスクは高く，興奮した患者からつかまれた手を外そうとして転倒させてしまう可能性を念頭におく．同じく，パーキンソン症状をもつ患者や骨折患者も，重心移動がスムーズに行えないため転倒リスクは高い．これらの患者につかまれた手を外す（離脱という）場合は，できる限り自身の空いている手で患者の身体を固定しながら，自身のつかまれている手を離脱させる手法をとると比較的安全である（p.67「片手で腕をつかまれたとき」参照）．

　関節拘縮のある患者の場合は，過剰な屈曲・伸展で捻挫，脱臼，骨折をきたす．抜いてはいけないカテーテルを握って離さない場合や，危険物を持っていてそれを回収する場合は，どうしても関節を屈曲・伸展，回内・回外しながら外さなければならないが，これらはある程度の力をかけて，それ以上曲げられない時点で，それ以上の力を入れないという気持ちのよいストレッチのような力加減が求められる．関節を操作する手技の本質は関節に疼痛を加えることではなく，ある程度まで関節を屈曲・伸展することにより相手の握力を減じたり，動けなくしたり，重心を崩して反撃できなくすることである．よって，その目的を達成する限りにおいては痛みを与える必要は全くない．少ない力で興奮している相手を制御できるので，力任せに押さえつけるより相手の身体への物理的なダメージによる負担は少ない．各国の軍隊や警察でしばしば使用される疼痛を伴う制圧法や連行術は，心理的に服従させることも目的とするため，医療現場では参考にならない．

暴力行為の後，患者とどう接するか？

　暴力を受けてしまった医療スタッフの事後のフォローの必要性に関してはいうまでもないが，暴力を起こしてしまった患者のフォローというのも非常に大事なことである．医療スタッフは，暴力を起こした患者に対して通常強い陰性感情を抱く．患者を責めたり，孤立させたり，医療ス

タッフの態度がよそよそしくなることは，患者の暴力を防止するという観点からは逆効果である。

　認知症の場合であれば，暴力に至る過程を振り返り，できればその患者の次の暴力を予防するという視点でカンファレンスの場を設ける。せん妄であれば，意識レベルが低下しているため，通常暴力を起こした記憶がなく，覚醒後に内省をさせてもあまり意味はない。せん妄であれば予防的な投薬も必要かもしれない。統合失調症や双極性障害など記憶障害がない精神疾患の場合は，患者の興奮が落ち着いてから内省が可能であれば，暴力について患者と話し合ってもよい。これらの精神疾患の場合，精神症状が改善する過程で患者が自身の病状の振り返り，強い罪悪感から自殺に至ることがある。よって，暴力を起こした後，患者を責めることはしてはならない。患者が暴力を起こしたときの医療スタッフの対応で，その後に患者が救われることがある。

　しかし，精神疾患があるからといってすべての暴力が免責されるわけではないことには注意が必要である。特に他者に傷害を負わせるような暴力などは積極的に警察通報を通じて司法をかかわらせる必要がある。最終的にどの程度の責任能力があるかについては司法が判断する。ノーマライゼーションの視点からも患者が司法介入や裁判を受ける権利まで剥奪してはならない。

Column ▶ 暴力が起こってしまった後は何をすべきか

　どれだけリスクアセスメントを行い，ケアを行ったとしても，暴力は完全に防げるものではない。医療現場で起こる暴力はさまざまだが，それらに対する心理的な影響も個々によって差があり，時には医療スタッフが心的外傷後ストレス障害(posttraumatic stress disorder：PTSD)となることもある。そのため，暴力を受けた，暴力を見てしまった，その場にいなくとも深くかかわりがあるなど，暴力事象にさらされた医療スタッフを気遣うことが重要である。

　以前は，被暴力体験に対する感情表出に焦点を当てた心理的ディブリーフィングが推奨されていた。元々，心理的ディブリーフィングは，日本において阪神・淡路大震災を機に知られるようになったもので，災害直後に体験の内容や自身の感情を表出させる手法である。しかし，それ以降の研究では，PTSDを予防する効果はみとめられなかったとする報告もあり，その効果のほどは不明である。

　その後，2011年にWHOよりサイコロジカル・ファーストエイドガイド(psychological first aid：PFA)が発表された。これは，災害・紛争・事故など緊急事態発生後の被災者の精神衛生の改善を目指して，米国の国立PTSDセンターと国立子どもトラウマティックストレス・ネットワークが開発したものである。PFAでは，家族や仲間のサポートでの自発的，自助的な回復力を重視しており，専門的な介入より当たり前の配慮や常識が重要視されている。つまり，当事者が今必要なこと，困っていることは何なのか，現実的な問題解決をサポートできるか，周りの医療スタッフとのかかわりはどうかなど，管理者に限らず医療スタッフたちが自然と気遣うことができることを理想としている。これにより，暴力によってできた心の傷を深めずに生まれもった回復力で立ち直ることを助けることができるのである。

〈村田英臣〉

9 不穏・暴力対処手技の限界

やはり念頭におくべきは，手技に至るまでの対応

　本書の大部分のページを割いて示しているさまざまな手技の行使は，患者の不穏や暴力に対して複数ある解決法のなかでも実は比較的優先度が低いことを強調しておきたい。まずは患者の暴力の兆候をとらえ予防をすること，患者を言語的・非言語的アプローチによって鎮静化すること，暴力が発生した際は自身に起こっている暴力の状況から退避すること，人手を集めて複数で対応することなどが，暴力への対応の基本となる(図9-1)。実際の臨床現場でも暴力に関連する問題は，それらの対応でほとんどは解決する。暴力の状況から退避できないとき，もしくは患者や医療スタッフの身体に危機的な状況が差し迫っているときに初めて本書の手技を実践する(図9-2)。

　患者の暴力予防に重点をおくことは，不必要な力の行使を患者も医療スタッフも行わなくてすむという点で一番安全で理に適っている。中・長期的な暴力の予防に関しては，まず患者の暴力のリスクを評価し，リスクが高い患者をフォローしていくのが望ましい。評価法は「暴力リスクのアセスメント法と患者・家族への事前説明」(p.16)で述べているが，わかりやすいリスクファクターの例として"過去の暴力歴"がある。暴力リスクの高い患者を早期に認識して，丁寧に対応していくことは暴力の予防につながる。短期的な暴力の予防に関しては，今現在，患者がいら立っている，もしくはその前兆を察知することが重要となってくる。例えば，よく暴力が発生する状況として，患者からの要求を満たせない場合があるが，医療スタッフが多忙な場合は，なぜ忙しいのか説明をしたり，代わりの提案をしたりすることを省略してしまうことがある。「申し訳ありません，○○の理由で今は難しいのですが，あと○○分後に対応できると思います」「わかる医療スタッフに確認してからまた伺います」など患者を軽視していないことを示す必要がある。もちろん，医療スタッフの言葉のトーンや表情も重要なポイントである。

　そして，実際に患者が興奮を始めた場合は，落ちついた言動で接し，患者を落ち着かせる必要が出てくる(ディエスカレーション)。この場合は，相手と距離をおき(具体的には突きや蹴りの届かない範囲である2m程度)，不意の暴力行為にもすぐに退避できるようにしなければならない。応援を呼ぶことのできる状況であれば応援を呼び，患者との対話のなかでどんどん興奮がエスカレートしてきた場合は，自身の安全のためいったん退避することも大事である。視線について，患者と目が合うことはアイコンタクトという意味で必ずしも悪くないが，長時間目と目が合った状態では相手はにらまれていると感じ，攻撃性がさらに増すので時々視線をずらすことが必要となる。視線を相手の目からずらしたとしても相手の全体像をぼんやり見ることで，攻撃的な行動に出た場合にはすぐ退避できるようにしなければならない。

　そして，患者が殴りかかってきたり，つかみかかってきたり，身体的な暴力行為に出た場合は，その場で対応しようとしないで，第一選択はその場からひたすら退避することである。

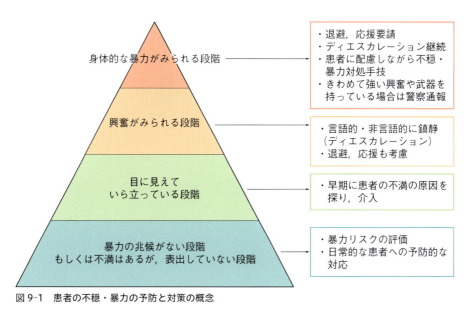

図 9-1 患者の不穏・暴力の予防と対策の概念

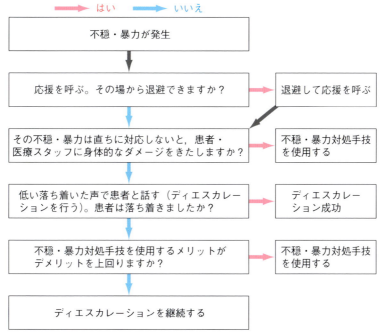

図 9-2 不穏・暴力対処手技を使用する際のフローチャート

それでも退けられない場合に必要な不穏・暴力対処手技

　ここまで述べた暴力の予防，興奮した患者との対話，暴力行為に対する退避などで患者の暴力への対応は 9 割以上事足りるので，その限りにおいては本書の不穏・暴力対処手技を使用する必要は全くない。ただ，現実には患者の暴力により傷害を受けた医療スタッフの事例を分析すると，

9　不穏・暴力対処手技の限界　39

予測不可能な突然の暴力や，どうしても行わなければならない処置の際の暴力で被害を受けたものも存在する。このような防ぎきれない暴力に対して，「どうして患者の暴力を受けてしまったのか」などと他者から言われると，当事者の医療スタッフは自分が責められているようでつらい思いをしてしまう。よって，最終手段ではあるが，自身も患者もできるだけ傷つかない手技としての不穏・暴力対処手技を習得する意義がある。

不穏・暴力対処手技を使用する目的としては，突然暴力に巻き込まれた際に，医療スタッフ自身がその場から逃げられるようにすること，興奮した患者を安全な環境に誘導すること，興奮した患者に安全な状況で処置を行うこと，患者同士の暴力行為に対して両者の安全を確保すること，などが挙げられる。

不穏・暴力対処手技の限界

ただし，不穏・暴力対処手技も暴力の予防と同じく，万能ではない。さまざまなデメリットも認識し，あくまでも最終手段として行使することを念頭におく必要がある。また，手技を使用したとしても，当然，人が行うことであるので効果がない場合もある。

一般的に武道などで技が効果をなす要因として，①簡単な技であるが，相手が予測できなかったため技が決まる，②ある程度の訓練が必要な技を使用し，大きな力を使わずとも相手が抵抗できず技が決まる，③相対的に自分の腕力が相手より勝るため技が決まる，などが挙げられる。

逆に言えば，効果をなさない要因は，①自身の技が相手に予測され封じられる，②相手の経験が上で技を封じられる，③相手の腕力が自分より強く技を封じられる，ということがいえる。医療スタッフが不穏・暴力対処手技を習う場合は，まず，上記①を練習の目標として，時間的制約のなかで1つずつ②を身につけていくしかない。

本書で示す不穏や暴力のパターンは頻度が高いものを選択しているが，当然，臨床で起こるすべての状況を網羅できない。また，患者が武道や格闘技経験者であることを想定していない（入院患者のなかには警察官，自衛官などの保安関係者も当然存在する）。さらに，非常に効率的・効果的な手技であっても，患者に外傷を負わせる可能性の高い手技は，倫理上・法律上問題があり本書には記載していない。そもそも，何でもありの暴力を振るう相手を，常に無傷で安全に制することは武道経験者でさえ難しい。

よって，本書記載の不穏・暴力対処手技は万能ではなく，課題も多い。だからこそ，暴力に直面した現場からの退避をまず考えることや，複数での対応を強調したい。もちろん，手技の上達を目指すことは重要であるが，多くの医療機関ですべてのスタッフが時間をかけて何度もトレーニングができる環境にはない。よって，本書の手技により，おおむね6〜7割ほどの暴力行為のケースに対応できれば，それでよしとするのが現実的であろう。

しかし，実際に不穏・暴力対処手技を使用するにあたり，読者のなかにはこれらの手技を，本書を読んだだけでそのまま患者に行ってよいのか，との疑念を抱く方もあろうかと思う。理想をいえば合気道など護身を主とした武道を長年稽古してから使うとよりよいが，そのようなことができる医療スタッフは稀であり，現実の臨床現場で応援がない状態で，患者に指を食いちぎられ

そうになったり，挿管チューブを抜かれそうになったりしても，何もしないという選択肢はないのである．むしろ，技術を全く知らないがゆえに，そのような状況になってあわてて力任せに患者に対処することのほうが患者に危害を与える可能性が高く，危険きわまりない行為ともいえる．

手技を向上させるコツ

手技を向上させる手掛かりの1つは，十分なストレッチを含む準備運動を行った後で，医療スタッフ同士で太極拳のようなゆっくりとした動作で手技をかけ合うことである．不穏・暴力対処手技をかけたりかけられたりすることで，力加減を覚えたり，自身の手技上の不備が明らかになる．手技を臨床で実践してみるとわかるが，とっさのときに身体が自然に動くのは手技の工程が2〜3程度の比較的簡単な手技の場合が多い．考えてから動くのではなく，身体が覚えていなければならないので，左右交互の地道な反復練習が非常に重要である．まずは，高齢者を対象にした安全性の高い最低限の基本的な手技を覚え，その後，若年者の激しい暴力にも対応できるような手技を，枝葉をつけるように覚えて増やしていく．暴力場面を想定したロールプレイも有用である．

また，合気道などソフトに関節を操作する手技を多用する武道を稽古することも，もちろん有意義である．ただ合気道の手技の医療への応用は，固め技などに関しては有用であるが，打撃技や投げ技は相手へのリスクから制限されることになる．また，合気道では相手につかまれた場合は，つかまれたまま固める手技が多いため，離脱法はそれほど重視されない．合気道に限らず現在普及している多くの武道では，複数人によるチームプレーで，1人の相手を制することは想定していない．

もう1つの手掛かりは，精神科領域での暴力を主な対象とした包括的暴力防止プログラム（Comprehensive Violence Prevention and Protection Program：CVPPP）研修を受講することである．CVPPPの概念はわが国においては非常に画期的なもので，研修では暴力に対する身体手技だけでなく，暴力の予防やディエスカレーションに関して包括的に学ぶことができ，一般の診療科でも有用な内容が多い．肥前精神医療センターや国立精神・神経医療研究センターなど精神科主体の病院，日本精神科看護協会など各地で研修が行われている．ただし，CVPPPにおける身体手技は，精神疾患はもつものの，基本的に身体が健康な患者のよりハードな暴力を想定していることが多い．このため，高齢者で力が弱い暴力の場合や，興奮して何となくもみ合う場面などで使用すると，過剰な力の行使とみなされる可能性はある．いずれにしろ，CVPPPが優れた暴力対策プログラムであることには変わりなく，本書の手技も同プログラムの手技と相互に技術移行をしやすいように，一部類似した手技を提示している．

なお，本書における不穏・暴力対処手技の多くは，主に合気道をはじめとした柔術を参考に，臨床での経験や研究をふまえて提示しているが，それらの手技を個々の責任で，より安全で効率的と思われる方法に研究しアレンジすることは，医療の発展にも寄与するため，全く問題がない．

Column ▶ 不穏・暴力対処手技と柔術

　本書に記載の手技は多くが合気道をはじめ，日本の柔術をベースに研究開発されている。どの武術が実戦的かというのはありがちな議論であるが，それは何を実戦と定義するかにもよる。本書のテーマである医療の現場に打撃を主体とする武術を持ち込むことは論外であるし，投げ技が主体の武術も同じく実用的とはいいがたい。逮捕制圧に適した武術，傷害を与えることに適した武術，試合で楽しむことに適した武術，武器との組み合わせに適した武術など，それぞれ特徴がある。ただ，柔道や合気道のような現代柔術はもちろん，江戸時代より受け継がれてきた古流柔術の多くが，神武不殺の思想からその手技によって相手を死に至らしめないことを理念として掲げ，実際手技にもそれが反映されているため，医療現場での応用が比較的行いやすいといえる。

　逆に，本書に記載された手技をそのまま日常生活の護身術として使用することはあまり勧められない。なぜなら，医療現場で患者に対して行われる手技として改良しているため，武術や護身術としては効率のよい打撃技や投げ技を極力排除しているからである。

(本田　明)

《参考文献》

1) 包括的暴力防止プログラム認定委員会：DVDブック　医療職のための包括的暴力防止プログラム．医学書院，2005

II

各論

1 不穏・暴力対処手技を学ぶにあたって

身近な事例から考える暴力

ケース

　Aさんは，某総合病院の消化器内科病棟に勤務している2年目の若い看護師です。明るくはきはきとした女性で，同僚や患者からの評判も悪くありません。

　ある夜勤の日，認知症をもつ腸閉塞の患者Bさん（85歳）が，点滴を引き抜き興奮していました。Aさんは，「Bさんどうしちゃったの？」と言いながら，点滴が抜けた部位を止血しようと近づきました。するとBさんは無言でAさんの右腕を爪でひっかきながらつかみました。Bさんの食い込む爪の痛みに耐えながらも，Aさんは笑顔を絶やさずに「Bさん痛いよ，やめようよ」と優しく諭しました。数分経過したところで，Bさんはようやく手を放してくれましたが，それと同時に胸を「ドン」と押されて，Aさんはしりもちをついてしまいました。翌朝，Bさんは何事もなかったように振る舞っていましたが，Aさんは，この件は自分の看護能力が低いために起こってしまったと自分を責めました。

　その後，AさんはBさんが退院したにもかかわらず，夜勤が怖くてたまらなくなりました。そして半年後，Aさんはトラウマを克服できず，病院を退職してしまいました。

　Aさんのケースように，患者からの暴力といえるかどうか，あいまいに思えるような事例はどこの病院でもしばしばみられる。結論からいうと，このケースも暴力なのだが，Aさんも勤務先の病院もそれを認識していなかった。この病院は，以下の点で患者の暴力に対して認識不足といえる。

① 暴力の定義をはっきりさせ，それを教育していない
② 暴力が起こったときの対処を決めていない
③ 暴力が起こったときの報告を求めていない

　多くの病院で，暴力を受けたスタッフは個人的な落ち度があると勘違いし，表面化せず抱え込んでしまいがちである。それでは，現場ではどのように対処を考えていくべきなのだろうか？

現場で本当に必要となる対処は何か？

　管理者向けの患者暴力に対する一般的なマネジメントに関する書籍は，上記①の暴力の定義や③の報告などに関しては記述されており院内暴力対策システムの構築には有用であるが，②の暴力への対処に関する記載に乏しく，まさに暴力を受けている瞬間に何をすべきかについて，

"逃げる""警備員/警察を呼ぶ"以外に具体的に提示されていない。実際には逃げられないような状況も多く，臨床の第一線で働くスタッフにとってはあまり有用ではない。

本書の各論では，まさに暴力を受けているその状況からの回避，不穏でカテーテル類を抜こうとしている状況への対応，不穏・興奮への薬物療法など，幅広く扱っている。手技に関しては，覚えるべき基本のものをまず提示し，その後に応用を含めた手技に移行できるよう工夫している。

掲載されている手技は，安全性に十分配慮されているものの，患者に対する身体的リスクは当然のことながらゼロではない。では，なぜ多少なりともリスクのある手技を提示するのか。次に紹介する看護師Cさんのケースでは，基本的な手技の必要性について考える。

突然の暴力！　どのように対処すればよかったのか

> **ケース**
>
> 自己免疫疾患の患者Dさん(45歳)はステロイドを投与中でしたが，数日前から表情が険しくなり，本日より食事と内服を拒否していました。主治医は原疾患もしくはステロイドの副作用による被害妄想を疑っていました。
>
> 夜になり男性看護師のCさんは，夜勤の巡視でDさんのいる4人部屋に入りました。すると，Dさんが隣のベッドの患者を殴っているところを発見しました。Cさんは，あわてて後ろから羽交い締めにしようとしましたが，Dさんは跳ねのけてCさんの顔を正面から殴りました。Cさんは鼻血を出しながら転倒し，DさんはそのままCさんに馬乗りになって首を絞めてきました。CさんはDさんを突き飛ばし，床にうつ伏せになって暴れているDさんの背中を必死になって上から押さえました。大声を出して他のスタッフを呼びましたが，他のスタッフがかけつけるとDさんは呼吸停止状態になっていました。

このケースでは，少なくとも医療スタッフはCさんを責めることはできない。Cさんはこのような患者にどう対応すればよいか，誰にも教えられておらず，知識も経験もない。

相手の攻撃的な行動により追い詰められた場合，人は不安や恐怖，怒りなどの感情と行動が結びつき，往々にして本能のまま力任せに対抗することになる。力任せの対応は加減が難しいため，非常に大きな危険をはらんでいる。これを防ぐためには，万能ではないが，強い力を必要とせず，その場からの離脱や暴力の制御が可能な，効率的なスキルを身につける必要がある。ある程度定型化されたスキルは，ルーチン作業と同じで感情との結びつきが弱いため，自身を多少なりとも冷静にさせてくれる。よって，暴力に対する手技は，医療における手術や処置と同じで，総合的にメリットがデメリットを上回る場合は使用する，という合理性をもって考えなければならないのである。

患者と医療スタッフ，双方のために

　本書の対象とする不穏や暴力は，主に一般の病院で起こる認知機能低下や幻覚妄想状態に伴う，患者自身が防ぎようのない精神症状によるものである。医療機関によっては，しばしば患者の不穏や暴力をもって強制退院となることがあるが，これが認知機能低下や幻覚妄想状態によるものであった場合は基本的にあってはならないことである。なぜなら，認知機能低下や幻覚妄想は患者の意思で起こるものではないからである。このような患者をわれわれ医療スタッフは見捨ててはならない。医療スタッフが患者の不穏や暴力と向き合いながら治療を行い，それらに対応できる能力を具体的に向上させる必要がある。すなわち，言語的・非言語的アプローチ，不穏・暴力対処手技，身体拘束，薬物療法などの組み合わせを，心理的・身体的ダメージが最小限になるように使い分ける必要がある。もちろん，これらの方法の使用にあたって患者の現実検討能力が低下している場合は家族の理解と協力も重要になる。

　認知機能低下や幻覚妄想状態など，精神症状による暴力以外の患者の暴力(脅迫，強要，過剰な要求なども含む)は，基本的に医療として取り扱わず，法的対応となるので混同しないよう注意が必要である。また精神症状があったとしても，他者に傷害を負わせるなどの深刻な暴力の場合は，p.37で述べたように司法介入により責任を明確化しなければならない。ただし，これも当然個人でなく，病院組織としての対応が必須となる。

　次からは，理論を述べた後，実践的対処法および患者への働きかけについて解説する。

2 理論

　武道において身体の操作法とそれに対する考え方は，それぞれの武道や流派によって異なり，さらには同じ流派でも個人によって微妙に異なる。単純な手技であれば人間の解剖学や生理学的見地から，ある程度普遍的な説明が可能であるが，複雑な手技になると感覚的な動きが多くなるので説明が難しくなり，科学的な解明も十分とはいえない。よって，不穏・暴力対処手技においても以下に述べる理論は真理ではなく，あくまで手技を理解しやすくするためのツールとしてとらえたほうがよい。

手刀の理論

　手刀（しゅとう，てがたな）は武道の流派によって定義は異なるが，手から前腕の尺側を刃に見立て指すことが多い（写真左）。手刀自体は打撃にも使用されるが，実用性としてはむしろ防御や相手につかまれた際に相手のバランスを崩す用途のほうが重要である。突きを受ける場合の防御では，相手の腕を力任せに叩くよりは，相手の腕に手刀で重みをかけて沿わせて誘導するほうが相手はバランスを崩しやすい（写真右）。また，腕をつかまれたとき単純に上肢に力を入れて直線的に持ち上げるよりも，上肢の力を抜きながら手刀を弧を描くように上げていくほうが相手の抵抗が少なくなる。

　手刀を作る際の基本形は，軽く手を開き，手関節の尺側部位を押し出すように軽く橈屈させる。手刀を動かす際は上肢や肩に力が入らないようにして，イメージとして指先で手刀を動かすようにする。

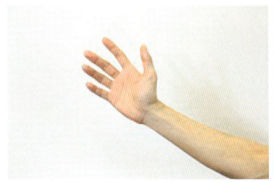
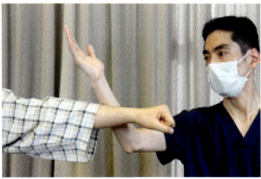

手関節屈曲の理論

手関節の屈曲は，つかまれた手を離脱するとき，相手がつかんでいる物を回収するとき，服をつかまれたとき，相手を制するときなど，さまざまな場面で応用がきく基本的な手技である。手関節がきちんと屈曲できると，肘関節や肩関節を通して相手のバランスを崩すことができる。自分の左右どちらの手でも，相手の左右いずれの手関節も屈曲させることができる。

右に手指の関節の簡単な解剖図を示す。

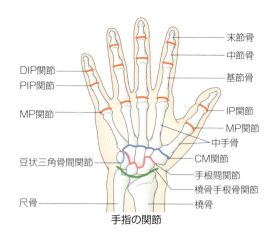

手指の関節

同側（相手右手−自分左手，相手左手−自分右手）の場合

まず，相手の手背を手掌で包み（写真左上），小指を相手の手関節に鍵状に当てて引っかけ，その上に薬指，中指を同じように引っかける。手関節の小指をてこの支点にして，相手の手関節を折りたたむようにじわじわ屈曲させていく（写真右上）。小指が相手の手関節にうまく引っかからない場合は，薬指，中指をてこの支点にしてもよい。母指は相手の小指と薬指のMP関節の間か（写真左下），小指の中手骨（写真右下）に引っかけて相手の手首を折りたたんでいく。

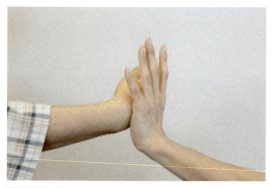
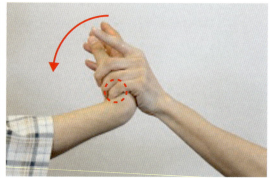
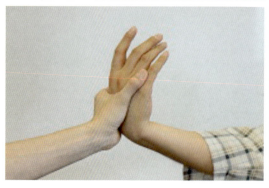
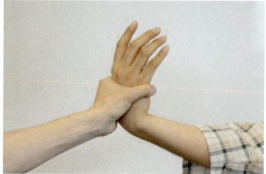

対側（相手右手-自分右手，相手左手-自分左手）の場合

　この場合も同様に，相手の手関節に小指を引っかけてこの支点にし，母指は相手の母指中手骨に引っかけて，相手の手関節を折りたたんでいく。小指が引っかからない場合は，薬指や中指をてこの支点にしてもよい。

　この手関節の屈曲と同時に回内(写真左)や回外(写真右)などの動作を加えることにより，相手を固めたり腰を不安定な状態にもっていったりすることが可能となる。

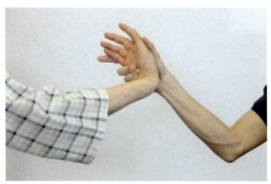 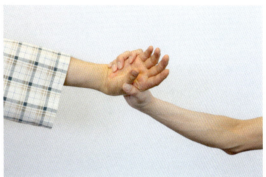

自分の手を使って練習

　手関節屈曲は自分自身で手を取り練習することができる。手関節に小指，薬指，中指のいずれかを引っかけたら，力を入れずとも脇をしめて重力に従わせると自然と手関節を屈曲できる(写真左)。同様に上方向に手関節を屈曲させる場合も練習できる(写真右)。

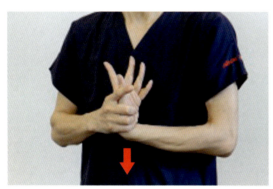 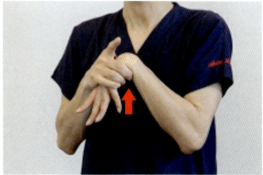

離脱法の理論

身体のあらゆる部位を相手につかまれたときの離脱法は，主に2通りある。

▍手関節を屈曲・伸展させる方法

相手の手関節を屈曲，もしくは伸展させることにより，握力を減じることができる。自分で身近な物を握りながら屈曲・伸展をしてみると，ある程度の屈曲・伸展で力が弱くなることがわかる。

握力を測定するときに一番よい成績が出やすいのは，体幹に沿って真下に腕を伸ばし，脇をしめながら握力計を握ったときである。よって，相手につかまれたときは，手関節の屈曲・伸展以外に，前腕の回内・回外，肩関節の外転・外旋により，できるだけ相手の脇を空けるようにし，相手の握力を弱める必要がある。

▍母指と示指の間から離脱させる方法

一般的に腕を握られるときは，全周性に均等な力が握られた腕にかかっているわけでなく，特に強い力がかかっているのは相手の母指のMP〜IP関節付近と示指のPIP〜DIP関節付近である（p.48「手指の関節」参照）。そして，それらが握った物をはさむように力がかかっている場合が多い。よって，離脱は力の弱い部分，すなわち母指と示指の指先同士の中間点を狙う。

母指と示指の間から離脱する場合は，握っている相手の手掌のどこかをてこの支点にする必要がある。どこを支点にするかは握られ方によるが，基本は相手の母指〜示指のライン（写真左）または小指中手骨のライン（写真右）である。そして，離脱するときにすべての指先をてこの支点の方向に向けるようにイメージして手関節を曲げると離脱がより容易になる。また，手が自身の真正面に位置するように，手の動きに合わせて腰や体幹の向きを変えていくと，一層離脱が効果的となる（p.67「片手で腕をつかまれたとき」参照）。

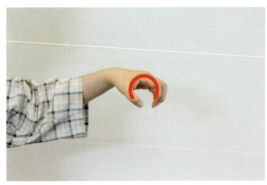 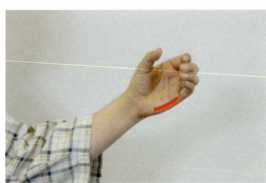

把握物回収法の理論

相手の握っている物品を回収する方法も離脱法と基本的に理論は同じで，主に2通りである。

手関節を屈曲・伸展させる方法

相手の握力を弱めて握っている物品を回収する方法である。手関節を屈曲か伸展させるのだが，屈曲させる場合は相手の手を丸めるように優しく包み込みながら屈曲させると，より握力が弱まる(写真左)。伸展させる場合は指のMP関節も同時に優しく伸展させると，より握力が弱まる(写真右)。もちろん，同時に腕を回内・回外することも有効である。

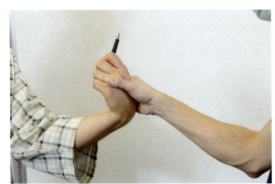 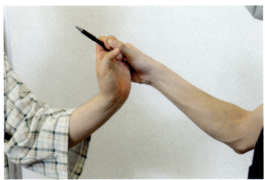

てこを使って物品を回収する方法

この方法は，棒状の固くて手からはみ出るくらいの長さの物品に対してのみ有効である。相手の示指の付け根(MP関節)付近をてこの支点とし(写真左)，小指，薬指，中指の順に指先の力の弱い部分から外していき(写真右)，最後は母指と示指の指先の中間から外す。ただし，ボールペンや箸などをこの方法で取ると，相手の手の中で折れてしまう危険があるので避けたほうがよい。また，ある程度相手の手関節が屈曲・伸展，もしくは腕が回内・回外していたほうが外しやすい。

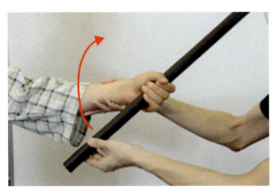 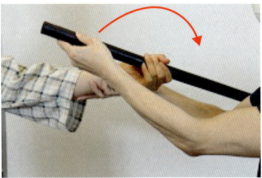

身体の移動の理論

動画 ▶ 2-1〜4

　一般的に，日本の柔術では身体の重心を崩されることを嫌い，重心が崩れやすい蹴り技も限定した状況でしか使用しないことが多い。これは甲冑武術の影響で，戦場において重い甲冑を着用した状態での転倒は致命的であるためともいわれているが，そもそも甲冑を着けていなくとも転倒が不利な条件であることは間違いない。柔術では身体の重心を安定させることは非常に重視され，歩き方もすり足であまり抑揚がない。これを応用すると，臍の下を少し突き出すように意識して背筋を伸ばし，腰を若干落として重心を下げて歩くことにより，不意に押されても転倒しにくくなる。

　数m程度の近い距離で相手と相対した際には相手を刺激しないように急な動作は避ける。腰を少し落としながら上半身の上下がないようにすり足で一歩出し（写真左），足先は常に外側を向くようにする。後続の足は先の足が一歩出たら同じすり足で追っていくが，先の足を追い越さないようにする（写真右）。よって，右足が先に出る場合は右足が常に先頭になる。相手からみてシルエットが変わらないこの動作により，特に相手が対峙する人数が多いほどこちらの身体の動きが察知しにくくなる。もちろん，右足と左足は状況に応じて先に出すほうは交代させ，相手との距離が遠いのに，同側の足だけを先頭にして進むことはない。実際には院内では靴を履いており，特にスニーカーは滑りにくいようにできているので完全なすり足は難しい。よって，足全体を床から数cm浮かせながら移動することになる。

　足を着地するときもできるだけ音をたてないように，軽く踵から着地して足底全体が床に着いた後に体重を乗せていく。徒手で拘束する場合，相手が交渉役の医療スタッフに注意を向けている間に背後から音をたてずに接近しなければならないこともある。

　身体の向きを変えるときは腰をひねり，後から足がついていくイメージとなる。腰を使うことにより，足を出して次に身体の向きを変えるよりも素早い方向転換が可能となる。相手が強い力で組みついたり突進して押してきたときは，真正面から抵抗するとそのまま後ろに倒されたりしてしまう。相手の押す力が強い場合は腰をどちらかに90度以上ひねりながら，相手の力をそのまま相手の前方に流すように押し出して，力を逃がす必要がある（p.86「両方の肩を前から押されたとき」参照）。

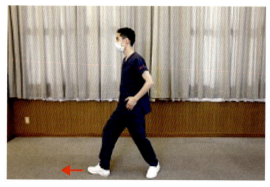 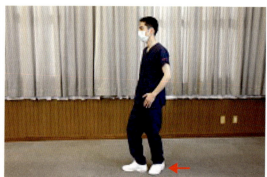

構えの理論

相手との距離が十分保てている場合

　武道や格闘技では相手と相対したときに"構え"をとることが多い(写真左)。医療現場では相手の興奮を言葉などで鎮めながらも攻撃に備えなければならないが，初期の段階からあからさまな"構え"をとると，相手からすれば挑発しているようにしか映らない。

　相手との距離が十分保てている場合は"自然体"でよい。両足を肩幅と同じくらいに開き，両膝を柔軟に使い腰を少し落とす。両手は真横に揃えるのではなく，大腿のやや斜め前に位置させる(写真右)。相手の接近に備えて全方向に退避や移動ができるようにし，膝関節を完全に伸展させず棒立ち状態にならないよう注意する。

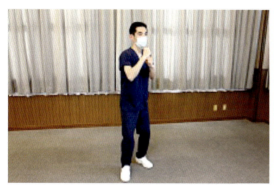
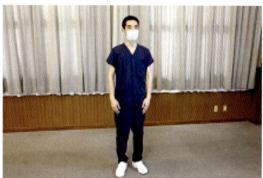

相手との距離が接近した場合

　相手と数 m 以内の距離に接近した場合，やや半身になり手を重ねながら胸の高さまでもっていく(写真左)か，手掌を見せながら胸の位置までバンザイをする(写真右)。これにより，相手に敵意がないことを示しながら，攻撃に手刀などで対応することができる。腕組みしたり，腰に手を当てたりすることは拒絶や敵意のサインと受けとられ，攻撃にも直ちに対応できなくなる。

　半身は足を前後に位置させ，足の指先はそれぞれ外側に向け，臍は常に相手方向に向ける。前方向からの力に抵抗したり，相手のほうに素早く移動したりすることが可能となる。正面からの突きや蹴りに対する防御にも優れている一方，横方向からの攻撃には弱い。

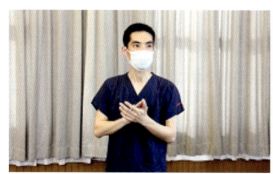
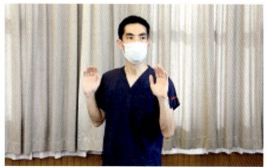

重心を崩す理論

　武道で相手の腰が浮く・崩れるなどと表現する場合があるが，これは体幹の重心を安定しない位置にもっていかれたため，反撃がしにくい状態のことをいう。特に身体を持ち上げたりする必要はない。

　実際に上半身を前屈や後屈させ，重心を前方や後方に移すとわかりやすいが，このような状態で突きや蹴りを繰り出すのは難しい。相手をこのような不安定な状態に

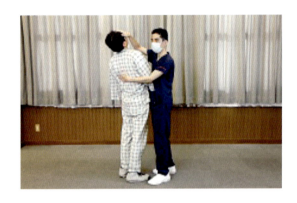

もっていくことができれば，少ない力で相手を制御することができる（写真：相手の頭部を後屈させることにより重心を後方に移動させ，身体を不安定な状態にもっていっている）。

徒手拘束の理論

　相手の腕などをつかんで制さなければならないときは，必ずしも全力で握る必要はない。むしろ，全力で握ることにより肩や上腕にも力が入り，かえって力が分散してしまう。相手の腕を効率よくつかむには"引っかける"感覚のほうがよい。小指，薬指，中指を相手の腕に引っかけて支点にしながら，示指と母指の間でできたアーチの部分を押し込む。これにより少ない力で相手と自分の手を密着して制御することができる（p.129「仰臥位のときに上肢を押さえる方法」参照）。

攻撃に対する身体さばきの理論

　相手が殴ったり，蹴ったり，突進してきた場合は，原則として腰を45〜90度近くひねり，相手の外側に位置する必要がある（写真：外さばき）。相手の内側に位置した場合（内さばき）は連続して反対の手で殴られたり，つかまれたり，蹴られたりする危険がある。ただし，現実は相手の外側に身体を移動させるのは容易ではない。実際に2人1組で1人が相手の外側に移動し

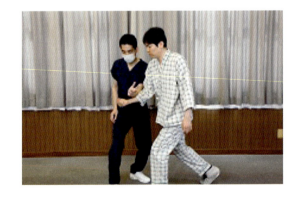

て，もう1人がそうさせないように身体の向きを常に変えてみると，後者のほうが移動距離が短く有利なことがわかる。よって，原則として相手の外側に位置するのが正しいのであるが，どうしても難しい場合，正面からまともに突きや蹴りを受けるよりは内側に移動するほうがよい。た

だし，内側に移動したときは相手の次の攻撃がくるものと想定すること，速やかにその不利な状況から離れること，場合によっては空いているほうの手でけん制をすることを考慮する。

相手の内側に入ったときのけん制の理論

　特に，接近戦において相手の真正面に位置することは，相手の腰を崩してコントロール下においていない限りは，非常に攻撃を受けやすい状況といえる。武道であれば相手の内側に入ったときは防御と同時に打撃を加えることが多いが，医療現場で相手に打撃を加えることは適切ではない。このため，相手の内側に入り攻撃を受けるリスクが高い場合は，顔面への寸止めや頭部後屈の手法でけん制を行う必要がある。

　相手の正面からの突きに対して内側に移動したときは，そのときの自分の手の位置と臍の向きによりさまざまなけん制法が存在する。いずれも手をやわらかく使い，万が一，相手の顔面に接触しても最小限のダメージになるようにする。

　相手に近いほうの手刀で受けた場合，そのまま受けた手刀を滑らせ，顔面に裏拳で寸止めけん制を行う(写真左)か，反対の手による掌底で寸止めけん制を行う(写真右)。

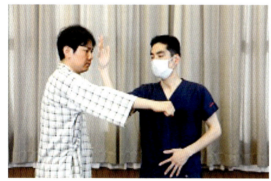 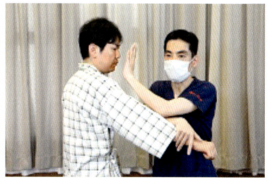

　相手から遠いほうの手刀で受けた場合，掌底で寸止めけん制(写真左)または裏拳で寸止めけん制(写真右)のどちらを行うかは，そのときの自分の臍の向きが相手の真正面からどの程度ずれているか，自分の手がどのような位置にあるかなどによる。

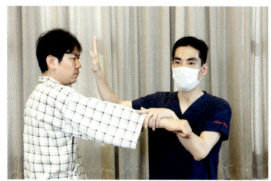 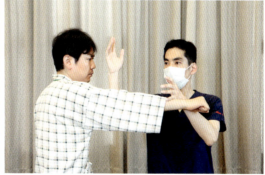

このとき，自分のけん制する手は下から相手の体幹を沿わせて，相手の死角から不意に目の前にもっていく。これにより相手が一瞬ひるみ，機先を制することができる。

　また，掌底はそのまま相手の下顎に密着させて頭部を後屈させることもできる。頭部を後屈させることにより，重心を後方にもっていき反撃を最小限にできる。頭部を後屈させる際は，下顎に密着させた掌底で下顎を引っかけながら上に突き上げ，相手の後方または下方へと掌底が放物線を描くようにもっていく（写真左）。ただし，そのまま相手が後方に頭部から転倒しないように，空いているほうの手で相手の腕をつかむなどの配慮が必要である。

　また，どちらの手刀で受けても，相手に遠いほうの手で前腕をつかんで自分のほうへ引き込み，相手に近いほうの手で相手の肩口を後方から下方にかけて押し出して，バランスを崩すこともできる（写真右）。

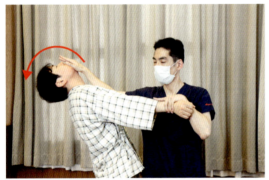 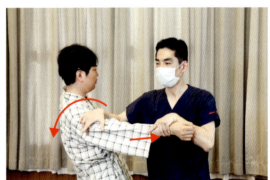

Column ▶ 不穏・暴力対処手技に筋力トレーニングは必要か

　筋力はあるに越したことはないが，テクニックを身につけるほうが効率的で安全なので，そちらが優先される。ときどき人間は非効率に筋力を無意識に使う場合があり，意外とわれわれが無駄に力を入れて行っている動作は日常生活でも多いのである。ただ，テクニックを身につけるためには単純な反復練習の継続は最低限必要で，頭でわかっていても身体が覚えていなければ，いざというときに効果を発揮することはないのである。これは患者の急変時にBLSやACLSを行う際，普段から実践やシミュレーションで慣れていないと，とっさに身体が動かない状況と似ている。

（本田　明）

実践的対処法

3 チューブ類に噛みついたとき

ケース：吸引チューブの噛みちぎり

　患者（80歳，女性）は，近隣の特別養護老人ホームに入所しており，アルツハイマー型認知症を患っていました。治療への理解力は低く，ADLは全介助が必要な状態でした。数日前より発熱と痰の増加，SpO_2の低下がみられたため，ホーム職員に付き添われて病院を受診しました。

　X線撮影で肺炎像をみとめ，誤嚥性肺炎の診断で入院となりました。入院後，痰がとめどなく出てくる状態でしたが，鼻腔が狭く出血しやすいため口腔内から吸引を行っていました。また，その際，歯をぎゅっと噛みしめてしまうため，バイトブロックを口に入れて吸引を行っていました。

　入院2日目の昼頃，SpO_2アラームが作動したため，他チームの看護師が訪室したところ，SpO_2が86％まで低下し，ゴロゴロと痰の貯留音が聴取できたため，口腔内から"バイトブロックを使用せず"吸引を行いました。しかし，痰が少し吸引できたところで患者が歯を食いしばってしまいます。看護師があわててチューブを口から出そうと引っ張るとチューブの先端が切れてしまい，ゴクンと飲み込む様子がみえました。医師に報告し，X線撮影したところ，右気管支に吸引チューブの先端が迷入しているのを確認しました。

　認知症の既往があって治療への協力を得がたい患者に対し，不用意に口腔内から吸引を行おうとすると，噛みつかれたり，払いのけようとしてひっかかれたりする場合がある。協力が得られない場合は，バイトブロックを併用するほうが無難である。また，そうしたケアを行っていることは他チームの医療スタッフと情報共有する必要がある。このケースでは入院間もない時期であったため，他チームの医療スタッフにまで患者対応が十分に周知できていなかったことが問題である。

　もし，バイトブロックがない状況で緊急に吸引を行い，このケースのようにチューブを噛まれてしまったときは，あわててチューブを引っ張って取り出そうとしてはならない。チューブが破損して誤嚥につながる事例は決して少なくない。チューブを噛まれてしまった場合，まずは落ち着いて他のスタッフを呼び，対策を考えるべきであろう。場合によっては，本書で紹介する手技を行って対応してもよいだろう。必要なことは，まず落ち着いて人手を集めることである。

> **ケース：挿管チューブへの噛みつき**
>
> 患者（19歳，女性）は，過量服薬による急性薬物中毒で昨日救急搬送されました。高度の低酸素血症を伴う誤嚥性肺炎を合併したため気管挿管し，人工呼吸器で管理中です。本日，人工呼吸器のアラームが鳴ったため看護師が駆けつけると，バイトブロックを固定していたテープが発汗ではずれ，患者が舌でバイトブロックを押し出していました。看護師がバイトブロックを挿入しようとしましたが，患者は挿管チューブを強く噛んで抵抗しました。

　経口的に挿入したチューブなどを患者が噛んで離さないことは日常的にあることである。チューブ類に噛みつかれた場合は，まず，「口をあけてください，お願いします」と落ち着いた声で患者に話しかける。吸引チューブの場合は「チューブを口から出すので，噛まないでください」と取り出すことを伝えたほうが効果的である。

　患者への声かけが無効な場合は以下の手順をとる。決して指を口に入れて開口させようと試みてはならない。指を噛まれる危険がある。

チューブ類に噛みついたとき

動画 ▶ 3-1

　吸引チューブは，経口からアプローチする場合に，相手の協力がないと噛みつかれることがある。噛みつかれた時点で無理に引っ張ると容易に切断される。また，無理に引っ張らなくても相手が噛み切ってしまうことがある。特に，気管内を吸引しているときに切断された場合は，断端が気管内に残り，気管支鏡で摘出する必要が生じる。また，気管挿管中に何らかの原因でバイトブロックが外れたりして，チューブを噛まれることがある。より安全なチューブホルダーでも脱落がないとは限らないため，その場合は換気ができず，緊急を要する事態となってしまうおそれがある。

❶ チューブに噛みつかれた場合（写真），まず応援を呼ぶ（挿管チューブを噛んでいる場合は医師も必ず呼ぶ）。

❷ 応援が来た段階で，バイトブロックや開口器〔挿管チューブの場合はセルシン（ジアゼパム）やドルミカム（ミダゾラム）などの鎮静薬も〕を準備して，1人がチューブを把持し，もう1人は相手の頭部にまわる。

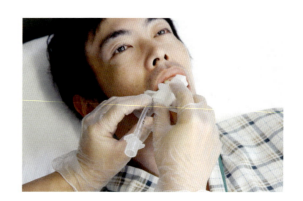

❸ 頭部にまわった医療スタッフは，相手の両耳介裏の一番くぼんだ部位*を確認する。

*独鈷（どっこ）と呼ばれる経穴（ツボ）で，耳介の下端，側頭骨乳様突起，下顎骨関節突起で囲まれた部位である。耳介裏の軟骨と側頭骨の境界を指でなぞりながら下ろし，一番くぼんだ部分にあたる。

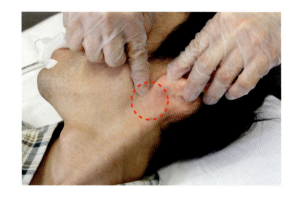

❹ 相手に「口をあけてください」と言いながら，両手母指もしくは示指PIP関節で，耳介裏のくぼんだ部位を両側からゆっくり圧迫する*。

> Point　ゆっくりじわじわと圧迫する

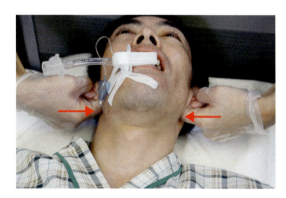

❺ 相手の口があいた時点でチューブを抜く，もしくは挿管チューブの場合はバイトブロックか開口器を入れる（写真）。

❻ 挿管チューブで開口が不成功の場合は，血行動態や呼吸抑制に注意しながら，鎮静薬を静注して意識レベルを落としてでも開口させる

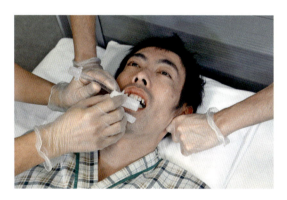

*示指PIP関節で圧迫しながら両母指で下顎を下げて開口させるか（写真左），母指で圧迫しながら示指で下顎を下げて開口させてもよい（写真右）。

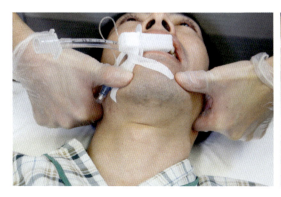
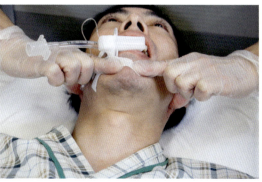

3　チューブ類に噛みついたとき

4 カテーテル類を自己抜去しようとしているとき

カテーテル類の自己抜去とその予防

　ここでは，さまざまなカテーテルの自己抜去の方法とその予防について紹介する。ICU・CCU・HCUといったクリティカル看護領域でなくとも，胸腔・腹腔ドレーン，膀胱留置カテーテル，中心静脈・末梢静脈血管内留置，経鼻経管栄養，胃瘻など，カテーテルは使用頻度が高く，なじみ深いものである。これらは生命にかかわる重大な役割を果たすものだが，反面，自己抜去のリスクをはらんでいる。そのため，常に管理には神経をつかい，自己抜去リスクの高いケースでは対応に配慮を要する。

ケース：胃瘻チューブの抜去

　脳梗塞を発症後，嚥下機能障害があるため，胃瘻を造設した患者（70歳，男性）は，脳梗塞の影響で軽度の認知機能低下がありました。たびたび点滴を自己抜去した経緯もあって，胃瘻のカテーテルを抜いてしまう可能性が指摘されていました。そこで，医療チーム，患者家族で相談し，両手にミトンを着用して対応することとなりました。胃瘻造設後，3日間はトラブルなく経過していましたが，4日目の深夜，夜勤看護師が訪室したところ，両手のミトンが外れ，抜かれた胃瘻チューブがベッドサイドの床に落ちているのを発見しました。

　認知機能の低下によって治療の理解と協力が得られないとき，このようなケースはしばしば起こり得る。患者本人が危険を認識できない場合，患者に代わって，医療チーム，家族が危険の回避に努めなければならない。予防策として，患者の様子を観察するとともに，ミトンが適切に使用されているか，胃瘻が腹帯や衣類の中にしまってあり不用意に触れない位置にあるか，そもそも現在の対応で十分に自己抜去を予防できるか，常にアセスメントが必要となる。

　そして，自己抜去を発見した場合，まずは患者のバイタルサインを確認し，早急に医師に報告して今後の対応を考える。経緯について家族への丁寧な説明も重要であろう。胃瘻の瘻孔はわずか数時間で縮小し，約24時間で閉鎖するといわれている。そのため，完全に閉鎖しないよう，瘻孔の迅速な確保に留意すべきである。以前は，胃瘻チューブと同じ太さ（フレンチ）の膀胱留置カテーテルを瘻孔に挿入するとよいといわれていたが，最近では抜去されたチューブや接続チューブを使うことが推奨されている。

> **ケース：中心静脈カテーテルの抜去**
>
> 　腸閉塞を発症した患者(60歳，男性)は，禁飲食のため，鼠径部からルートが確保され，中心静脈による点滴が開始となりました．治療への理解もあり協力的でしたが，入院から1週間経った日の朝，「ちょっと取引先に行ってくる」「タクシーを呼んでくれ」とせん妄様の発言があり，ベッドサイドの荷物を片づけたり，たびたび起き上がったりと落ち着かない様子となりました．その夜，夜勤看護師が注意深く見守っていたところ，おもむろに中心静脈カテーテルを引き抜こうとしたため，制止しようとしたものの，大声をあげて興奮しました．夜勤看護師があわてて人を呼び，医師の指示のもと体幹と上肢の拘束が行われました．
>
> 　翌朝，夜勤看護師から男性患者の申し送りを受けた日勤看護師が訪室したところ，中心静脈刺入部の保護テープが剥がれ，20 cmほど抜けているのを発見しました．体幹と上肢の拘束をしている状態でしたが，右手が刺入部に届いていました．

　ICUにおけるせん妄，ICU症候群はよく知られているが，一般病棟でもせん妄は起こり得る．このケースでは，治療中にせん妄を起こしたため，拘束を行って対応したが，申し送りのためにその場を離れたわずかな時間で中心静脈カテーテルを抜かれてしまった．

　そもそも中心静脈カテーテルを自己抜去するとどのような危険があるだろうか．① 薬剤投与の中断，② カテーテル破損による静脈内の残留，③ 大量出血，などさまざまな危険が想定される．再挿入を行うにしてもリスクを伴い侵襲もある．このケースは看護師として遭遇したくない場面の1つであることに間違いはないだろう．自己抜去の予防策として，以下が挙げられる．

> ① 固定方法の工夫
> ② 直接に手に触れない位置となるようなルートの配置
> ③ 拘束帯の適切な使用 (p.118「身体拘束における注意点と手順」参照)
> ④ 不穏・興奮を和らげる薬剤投与の検討 (p.142「不穏患者への薬物療法」参照)
> ⑤ そもそも中心静脈カテーテルが現在の患者に必要か，他の方法で代用できないかの検討

　⑤ に関しては，その患者にとって中心静脈カテーテルが必要か，メリットとデメリットを比較したうえで検討するということである．自己抜去されるくらいであれば，より侵襲の少ない末梢静脈点滴に変更する，ヘパリンロックをしてルートの使用時間を減らすといった対応で，患者の精神状態が落ち着くまでしのぐ方法も有効である．

　以上，2つのケースを通して，自己抜去とその予防について述べたが，これらの対応を行っても，自己抜去が起こることもある．それぞれのケースに応じ，対策の選択肢を充実させるためにインシデントレポートの失敗事例から学ぶ機会を設け，事故の傾向を探り，危険予知能力を高めることが有効である．また，患者の心身の安全を保つために，医療チーム全体で情報を共有し，対策に取り組むことも重要である．

> **ケース：胸腔ドレーンの抜去**
>
> 肺炎と膿胸で入院している患者（60歳，男性）は，昨日からせん妄を起こしているようです。上肢拘束をしていましたが，やせ型のためすり抜けて胸腔ドレーンを握っているところを看護師に発見されました。

　カテーテル類の自己抜去は，身体疾患を扱う看護師を悩ませる頻度の高い出来事である。今まさに抜こうとしている瞬間を目撃してしまうことも稀ではない。その場で，まずはカテーテルを握っている相手の手とカテーテルの2か所を固定して応援を呼ぶ。

カテーテル類を自己抜去しようとしているとき　　動画 ▶ 4-1

❶ 相手が握っているカテーテル類をとる技法は，「物をつかんで離さないとき」（p.64）と基本的に同じである。まず一方の手でカテーテルの刺入部付近をつかみ，もう一方の手で相手のカテーテルを握っている手をつかむ。

> **Point**　2か所をまず固定し確実に抜去を防ぐ

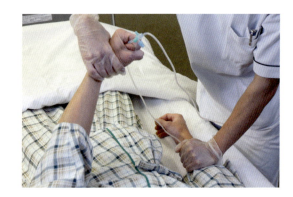

❷ 相手のカテーテルを握っている手が固定されたことを確認してから，カテーテル刺入部付近をつかんでいる手を離し，相手のカテーテルを握っている手を両手でつかむ。

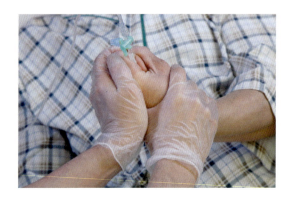

❸ どちらかの小指を相手の手関節内側に引っかけて，てこの支点とし屈曲させていく*1。右手でも左手でも同様である。

❹ 屈曲させるときに，もう一方の手で指ごと優しく包むように屈曲させていくと効果的である*2。

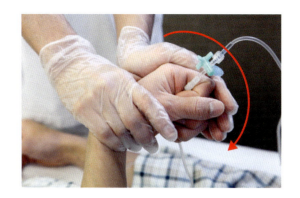

*1 小指が相手の手関節にうまく引っかからない場合は，薬指，中指をてこの支点にしてもよい。母指をてこの支点として屈曲させてもよいが，やや効果が劣る。
*2 手関節や指を過屈曲，過伸展させないように，ゆっくり愛護的に操作する。

また，下記の点に留意する．
- この方法でうまくいかないときは，相手のいずれかの指を，骨折や脱臼に注意しながら丁寧に外して離脱する(写真下左)。
- 抜去が中途半端な状態のときは，医師に報告後，X線撮影するなどして，カテーテルがまだ有効な状態か確認する必要がある。
- 清潔操作が必要な中心静脈カテーテル，胸腔内・腹腔内ドレーンなどは決してもとに戻すように体内に押し込んではならない。
- カテーテル類は多少引っ張られても大丈夫なように遊びの部分を十分に作っておく(写真下右)。
- 膀胱留置カテーテルが何度も抜去されてしまう場合，むしろ抜去されても尿道が損傷されにくいようバルーン内の蒸留水を5 mL程度に減らして注入することも有効である。ただし，当然テンションがかかると自然抜去しやすくなるので，注意は必要である。

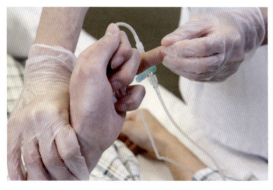

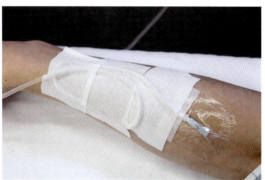

《参考文献》
1) 包括的暴力防止プログラム認定委員会：DVDブック 医療職のための包括的暴力防止プログラム．医学書院，2005
2) 日本精神科看護技術協会：実践 精神科看護テキスト第18巻 精神科身体合併症看護．精神看護出版，2008
3) 窪田敬一：ドレーン・カテーテル・チューブ管理 完全ガイド．照林社，2015

5　物をつかんで離さないとき

> **ケース：ハサミを握って離さない患者**
>
> 　看護師が認知症患者（78歳，男性）のバイタルサインを測定していたところ，ポケットに入れていたハサミを患者にとられてしまいました．興奮している様子はありませんが，一所懸命お願いしても，ハサミを強く握って返してくれません．

　患者が周囲にある物をつかんで離さなかったり，ケアの最中に医療スタッフのポケットに入っている物をとってしまったりすることがある．この場合の対応の第一選択は，当然患者に離すようにお願いをすることである．それに応じないときは，握っている物を必ずしも直ちに回収しなければならないわけではない．患者自身や周囲の医療スタッフ，その他の患者の安全を脅かす物ではない限り，第二選択は"何もせず見守る"ことである．なぜならば，時間が経てば離してくれることが多いからである．握られた物を直ちに回収して対処しなければならない例として，ハサミなどの刃物類，攻撃性の強い患者の場合にはボールペンなど先端の尖った物，何でも口の中に入れてしまう患者などが挙げられる．

　患者が握った物を回収する際は，できるだけ2人以上で対応する．1人が握った手に集中しているときに，物を握っていないほうの手で叩かれたり，足で蹴られたりすることがある．

　手関節屈曲の際は力加減に注意する．関節拘縮のある患者の場合，可動域が狭くなる．

物をつかんで離さないとき

　相手の正面からでも横からでも手技は同じである．状況的に可能であれば相手と同じ向きで並ぶようにして外すほうが，相手の突きや蹴りを受けるリスクを軽減できる．

❶ 相手が物をつかんで離さないとき（写真左），相手の中心より，やや外側に位置する（写真右）．

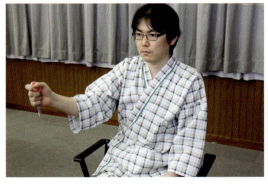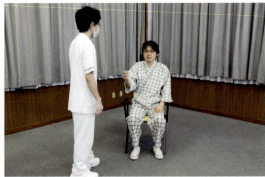

❷ 相手の手関節内側に小指を引っかけ，その上部に薬指，中指を引っかける．示指は軽く添え，母指と手掌で相手の手背を優しく包み込む．

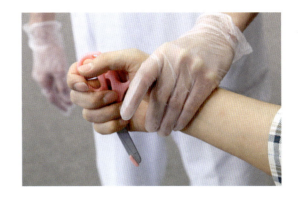

❸ 小指をてこの支点にしながら相手の手関節を指ごと丸めてたたむようにゆっくりと屈曲させる*。ストレッチをするような感覚で行い，無理やり曲げない．ある程度の抵抗があった時点で屈曲をやめて固定する．

> **Point**　ゆっくりとした動作で関節の損傷を防ぐ

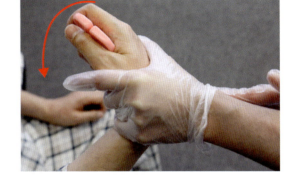

❹ 手関節の屈曲で握力が低下したら，相手がつかんでいるものを回収する．

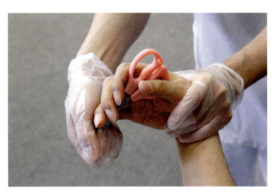

*小指が相手の手関節にうまく引っかからない場合，薬指，中指をてこの支点にしてもよい．母指をてこの支点にしながら，相手の握っている手関節を指ごと丸めてたたむようにゆっくり屈曲させてもよいが，やや効きが悪くなることがある．

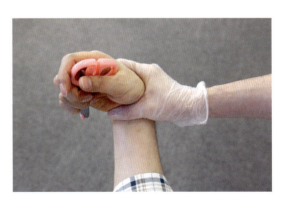

5　物をつかんで離さないとき　65

下記の点に留意する。
- 自身の左手でも右手でも可能である。
- この手技は両手を使うことが可能である。両手は力が入りやすいので力加減に注意する。もう一方の手は指先まで優しく包むように添える程度が望ましい。
- 相手が立位や臥位，座位でも同様である。

Column ▶ ベッド柵など固定されている物をつかんで離さない場合　動画 ▶ 5-1

　手関節を屈曲させるのは難しいことがある。この場合は骨折や脱臼に注意しながら，相手のいずれかの指をゆっくり伸展させると握力が弱まる。この手技は指を伸展させることで関節に疼痛を与えるのではなく，握力を減弱させることが目的である。よって，90度以上の過伸展は絶対に行わない。指のなかでは中指，薬指，小指のいずれかを伸展させると握力が弱まりやすい。母指でも握力は弱まるが，相手の力が強いと母指の伸展は難しいことがある。示指の伸展は他の指ほど握力は弱くならない。自分自身の指で力加減などを練習することが大切である。

（本田　明）

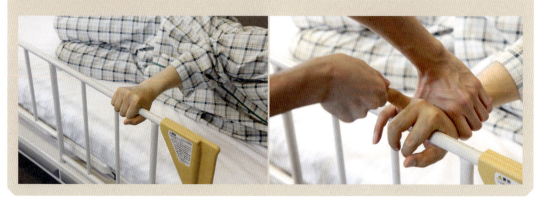

6 腕をつかんで離さないとき

ケース：腕をつかんで離さない患者

　パーキンソン病で入院中の患者（85歳，男性）に，パーキンソン病治療薬による精神症状が出現しました。患者は何やら怒りながら，一方の手で看護師の手をつかんで，もう一方の手で叩いてきました。看護師はつかまれている手を振り払おうと自分の腕を強く引っ張りますが，患者はそれにつられて転びそうになり危険なので振り払うのをやめました。患者は体勢を整えると，再び看護師を叩いてきます。患者の打撃自体はそれほど痛いわけではないのですが，つかまれた手をほどくこともできず困ってしまいました。

　興奮した患者から腕をつかまれる状況は日常的にあるが，特に握力の強い患者の場合は手を外すのに苦慮することがある。つかまれた腕を外す"離脱法"は，不穏・暴力対処手技の基本となる。患者が立位でも臥位でもできるようにならなければならない。患者の手のとり方により何通りもの対処方法があるが，ここでは頻度が高く代表的なものを示す。特に患者が高齢者の場合，手技を使用するか否かにかかわらず大事なことは，できる限り転倒を予防しつつ退避することである。

　強い攻撃性をもって腕をつかんでくる場合，腕をつかんでそのまま終わりとはならない。つかまれた手を引っ張られたり，押されたり，反対の手で殴られたり，蹴られたりすることなどを想定しなければならない。つかまれた腕を引っ張られたり，押されたりしても，抵抗せずに自身の足と腰を一歩出したり後退しながら，相手に合わせて手技を行う。つかまれた腕を相手の脇を空けるように，側方へ身体全体で移動すると相手の腰が崩れ，突きや蹴りを出しにくくなる。

片手で腕をつかまれたとき　　　　　　　　　　　　動画 ▶ 6-1, 2

■ 同側（相手右手−自分左腕，相手左手−自分右腕）でつかまれたとき

　相手が転倒しやすい場合，大きな動作を行うと相手がバランスを崩しやすい。このため，相手の腕を空いている手でつかんで固定しながら，腕を離脱させたほうが安全性が高い。また，狭い空間や相手が臥位のときも同様に，大きな動作ができないため本手技を使用する。

❶ 同側でつかまれたとき（写真左），相手のつかんでいる手の前腕を，空いている手でつかんで固定する（写真右）。

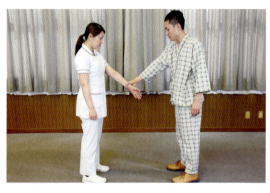 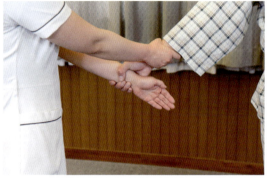

❷ 相手の母指から示指のラインをてこの支点にして，腰や身体全体を回転させながら，母指と示指の間からつかまれた手を離脱する。

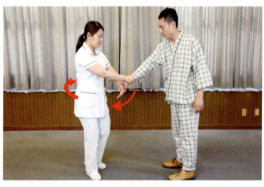 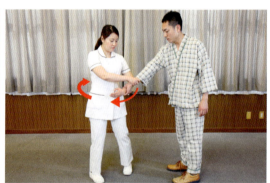

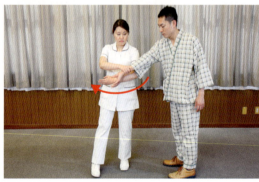 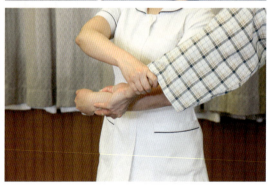

> 💠 **Point**　てこを使えば強い力は必要ない

> ⚠ **注意**　相手の母指などを引っかけて過伸展させないよう気をつける

❸ その場から離れる。

対側（相手右手-自分右腕，相手左手-自分左腕）でつかまれたとき

前述の同側でつかまれた場合と並んで基本的な手技となる。

❶ 対側でつかまれたとき（写真左），相手のつかんでいる手の前腕を，空いている手でつかんで固定する（写真右）。

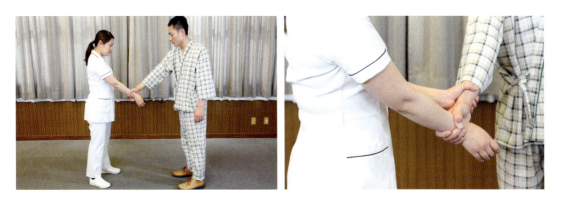

❷ 相手の母指から示指のラインをてこの支点にして，腰や身体全体を回転させながら，母指と示指の間からつかまれた手を離脱する。

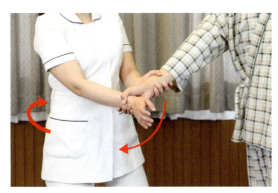
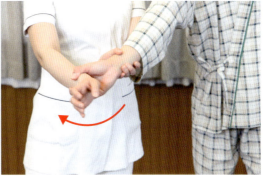
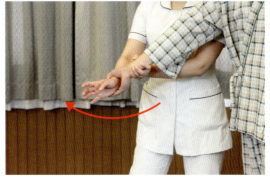

> Point　腰も使ってこをきかせると離脱が容易になる

❸ その場から離れる。

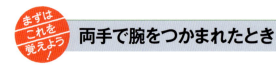

両手で腕をつかまれたとき

動画 ▶ 6-3

両手で片方の腕をつかまれたとき

　自身の片方の腕を相手が両手でつかんでくると，一見不利に思えるが，それほど力を入れなくても離脱が可能である。

❶ 両手で片方の腕をつかまれたとき（写真左），つかまれた側の手に，反対側の手を添える（写真右）。

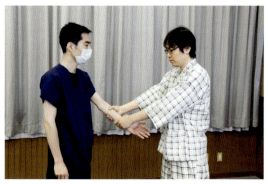
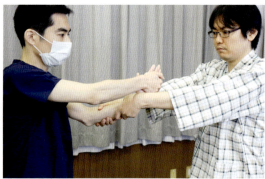

❷ どちらかの足を一歩後退させながら，添えた手を顔の横から後方までもっていくイメージで引き抜く。相手が立位の場合，自身の方向に倒れてくることがあるので，そのときは支える。

> 🏵 **Point**　このとき相手につかまれている腕は完全に力を抜いたほうがうまくいく

> ⚠ **注意**　手を抜く際，相手の転倒には十分注意する

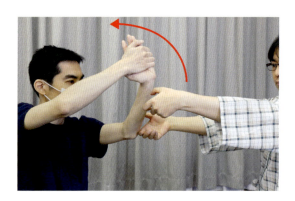

❸ その場から離れる。

両手で両方の腕をつかまれたとき

　両方の腕をつかまれたとき，相手に武道経験がない場合は引っ張られたり振り回されたりすることが多いが，稀に正面からの蹴りや頭突きがあることも想定しなければならない。いずれにしろ素早く離脱することが肝心である。

❶ 両手で両方の腕をつかまれたとき（写真左），両手を合わせる（写真右）か，指同士を組む。

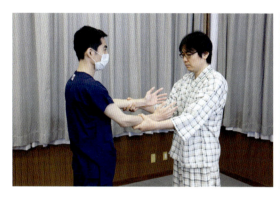 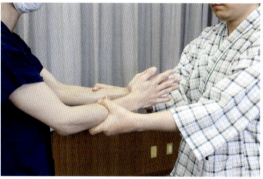

❷ どちらかの足を一歩後退させながら，合わせた両手を顔の後方にもっていく（両手は後退させたほうの足と同側に）。相手が立位の場合，自身の方向に倒れてくることがあるので，そのときは支える。

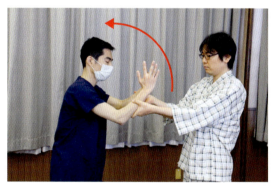 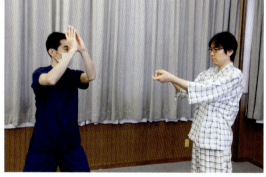

> ◎ Point　合わせた両手の指先が弧を描くように後方にもっていく

> ⚠ 注意　直線的に引っ張っても，相手の力が強いと容易にとめられる

❸ その場から離れる。

片手で腕をつかまれたとき（応用）

動画 ▶ 6-4

同側（相手右手-自分左腕，相手左手-自分右腕）でつかまれたとき （相手が立位で転倒リスクが低い場合）

　自身の体幹や腕を大きく動かすので，臥位の患者につかまれたときは使用しにくいが，手技自体は比較的容易で素早い離脱が可能である。手技が有効に決まると，瞬時に相手のバランスを崩すため，転倒して骨折しやすい高齢者よりは，攻撃性が強く転倒しても骨折リスクの低い若い相手がより適応となる。

❶ 同側でつかまれたとき（写真左），つかまれた側の手刀を斜め前方に出しながら，一歩相手の外側に移動する（写真右）。これは相手の脇を少し空ける（握力を低下させる）と同時に，相手のバランスを崩すこと，また相手の中心からそらすことにより，蹴りや反対側の手からの突きを防ぐ効果がある。

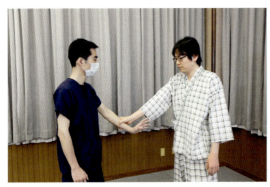
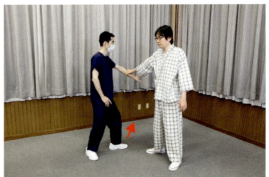

❷ 手刀を下から上へ，相手の外側へ弧を描きながら回して相手の手関節に乗せる*。このとき，相手の手関節が屈曲する。

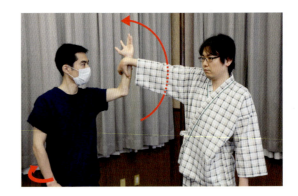

❸ 腰の重みを乗せながら自身の手刀で相手の手関節を切るイメージで，手刀と同側の足を一歩出しながら手を振り下ろす。

> 🏵 Point　手刀に力を入れすぎず，肩の力を抜きながら腰の重みを手刀に伝える

> ⚠ 注意　手を振り下ろす際に，相手はバランスを崩すので，転倒すると危険な相手には十分注意する

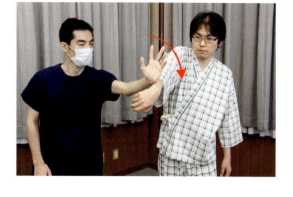

❹ その場から離れる。

＊相手の力が強くて途中でとめられた場合(写真上段左)，その位置から手を小さく外側から回して，相手の手関節に乗せる(写真上段右，中段左)。相手にとめられてどうしても外側に回すことができない場合は，そのまま直ちに内側に回して(写真中段右，下段左)，同様に相手の手関節に乗せて振り下ろす(写真下段右)。結局はどちらかに腕を回せば離脱できる。

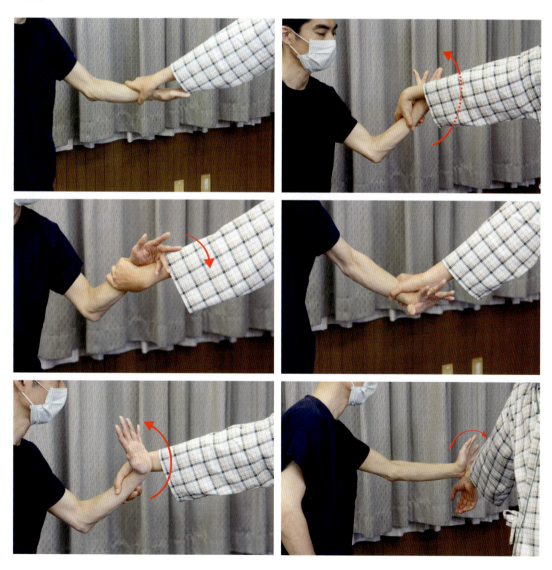

6　腕をつかんで離さないとき

対側（相手右手-自分右腕，相手左手-自分左腕）でつかまれたとき（相手が立位で転倒リスクが低い場合）

❶ 対側でつかまれたとき（写真左），つかまれた側の手刀を対側の斜め前方に出しながら，一歩相手の外側に移動する（写真右）。

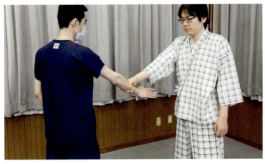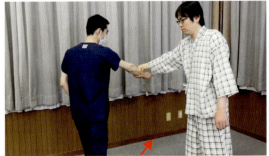

❷ 手刀を下から上へ，相手の外側へ弧を描きながら回して相手の手関節に乗せる*。このとき，相手の手関節が屈曲する。

> **Point** 手刀は自分の中心に位置しているほうが操作しやすいので，手刀の動きに合わせて身体や臍の向きを移動させる

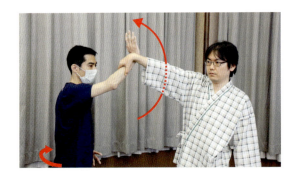

❸ 腰の重みを乗せながら自身の手刀で相手の手関節を切るイメージで，手刀と同側の足を一歩出しながら手を振り下ろす。

> ⚠ **注意** 手を振り下ろす際に，相手はバランスを崩すので，転倒には十分注意する

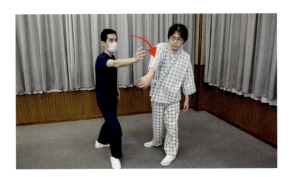

❹ その場から離れる。

*相手にとめられてどうしても外側に回すことができない場合は，そのまま直ちに内側に回して，同様に相手の手関節に乗せて振り下ろす。

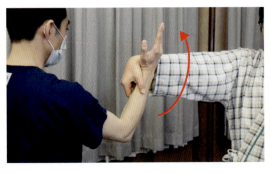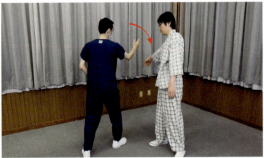

両手で腕をつかまれたとき（応用）

動画 ▶ 6-5, 6

両手で片方の腕をつかまれたとき（相手が立位で転倒リスクが低い場合）

相手は両手で片腕をつかんでくるので，力比べになってしまうと不利になる。相手の脇を空けること，腕を上げるときは弧を描きながら直線的な動きにならないことが肝心である。本手技が有効に作用すると，相手は両手でつかんでいる分，大きくバランスを崩す。

❶ 両手で片方の腕をつかまれたとき，相手の外側に一歩移動すると同時に，斜め前方につかまれた側の手刀を出す。

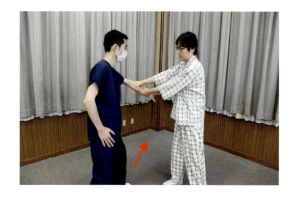

❷ 手刀を下から上へ，相手の外側に弧を描いて回す*。このとき，相手の手関節が屈曲する。

> 🏵 **Point** 直線的な動きでなく半円を描く

＊次頁も参照のこと。

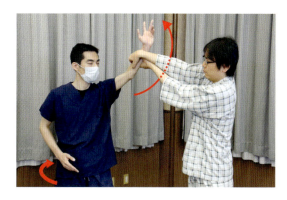

❸ 腰の重みを乗せながら自身の手刀で相手の手関節を切るイメージで手を振り下ろす。

> ⚠ **注意** 相手がバランスを崩しやすい手技なので，転倒には十分注意する

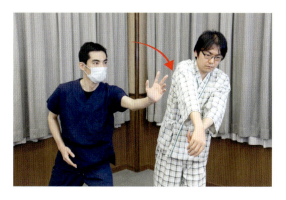

*¹ 相手の力が強くて自身の腕を上げられない場合は，反対側の手を添えて，上げることも可能である。

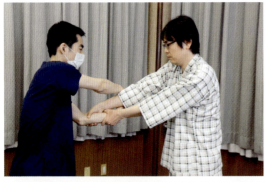
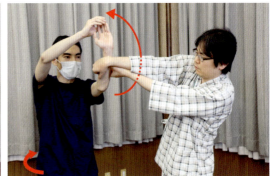
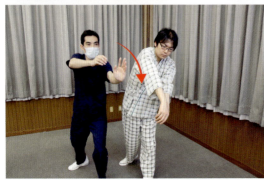

*² 相手にとめられてどうしても自身の手を回すことができない場合（写真左上），直ちに反対側に回して同じ動作を行う（写真右上，左下，右下）。

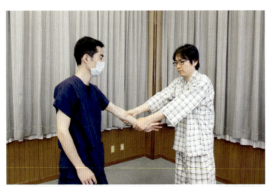
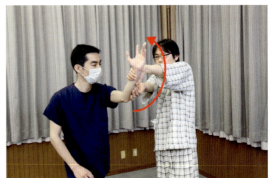
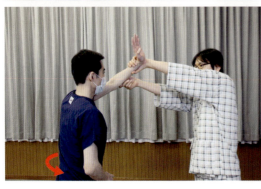
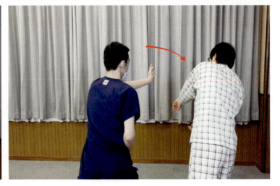

両手で両方の腕をつかまれたとき（相手が立位で転倒リスクが高い場合）

相手への安全性はより高いが，手技の手順がやや複雑となる。左右反復練習して，身体に手技を覚えさせる必要がある。

❶ 両手で両方の腕をつかまれたとき（写真左），片方の手で対側の相手の手関節をつかんで固定する（写真右）。

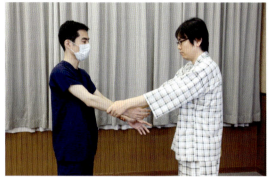
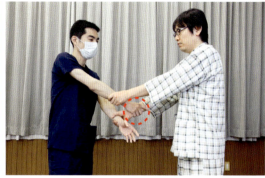

❷ 相手の母指と示指の間から，てこを使ってつかまれた手を離脱する。

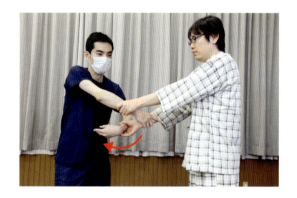

❸ 離脱できたほうの手で，今までつかまれていたほうの相手の腕をつかむ。

> **Point** これで相手の転倒を防ぐことができる

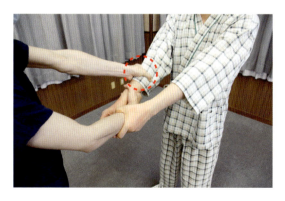

❹ もう一方のつかまれている腕を，外側に弧を描きながら下から上に回し，相手の手関節を屈曲させる*。

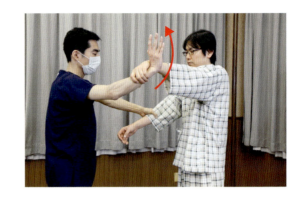

❺ 腰の重みを乗せながら自身の手刀で相手の手関節を切るイメージで手を振り下ろす。

❻ その場から離れる。

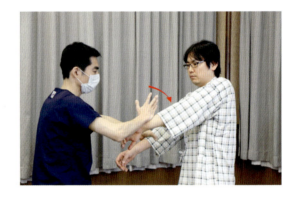

*内側に弧を描きながら下から上に回して，相手の手関節を屈曲させてもよい。

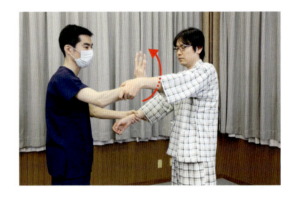

爪を立ててつかまれたとき

爪を立てられると、腕を動かすたびに引っかかれたり爪が皮膚に食い込んだりする。緊急時は今まで紹介した方法で離脱するしかないが、ある程度余裕がある場合は、本手技を適用する。

❶ 相手の手関節を屈曲（写真左）もしくは伸展（写真右）させる。このとき、つかまれている腕は、あまり力を入れずに相手の手関節の屈曲・伸展に合わせて移動させる＊。手関節を屈曲・伸展させるときは、無理な力を加えず、ある程度の抵抗があった時点でやめる。関節拘縮をきたしている患者は、無理な力で捻挫や脱臼・骨折をきたす。

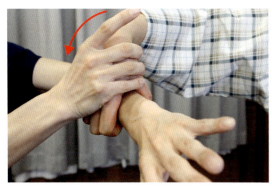 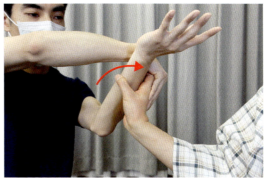

❷ これらでうまくいかないときは、骨折や脱臼に注意して、相手のいずれかの指を丁寧に外して離脱する。

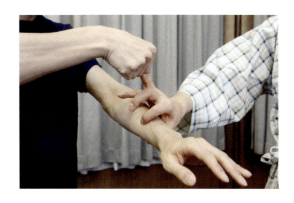

＊他の医療スタッフがやってもよい。

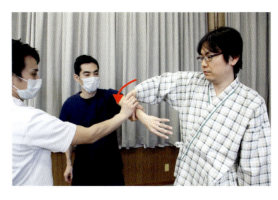

服をつかまれたとき

> **ケース：襟をつかんで離さない患者**
>
> 警察官の患者（45歳，男性）が，胃癌術後で入院しています。術後当日にせん妄状態となり，ドレーンを抜去しそうになったため，看護師数人で身体を押さえましたが，そのうち1人の襟をつかんで離そうとしません。どうやら襟を引き寄せて柔道の技をかけようとしているようでした。

　腕をつかまれる以上に，服を深くつかまれると相手の指と自分の服が絡んで離脱しにくいときがある。できれば，うまく外して服が破れたりしないようにしたいが，緊急時は離脱するために服が破れたりすることにはあまりこだわるべきではない。服をつかまれることを予防するという視点でのみ考えると，白衣はいわゆるケーシーのような半袖で襟の短いタイプのほうがつかまれる部分が少なく有利である。

 ## 胸倉，肩，襟をつかまれたとき　　　　　　　　　　　動画 ▶ 7-1

　正面より胸倉や肩，襟をつかまれることがある。相手の突きや蹴りを防ぐために，できるだけ早く腰を約90度ひねり，相手の外側に位置することが肝心である。

❶ 胸倉をつかまれたとき，胸倉をつかんでいる手と対側の手で相手の手背を包み込むようにつかみ，小指，薬指，中指を相手の手関節から小指中手骨側にかけて引っかける（写真左）。同時に，空いているほうの手で相手の肘を下からつかむ（写真右）。

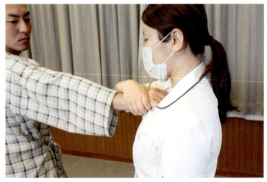 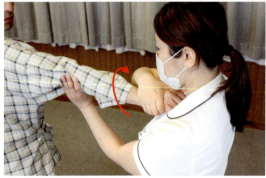

❷ 自身の腰を相手と直角になるように約90度ひねり，相手の手も胸倉をつかんだまま回内させて手関節を屈曲させる（写真左）。同時に，肘をつかんだ手で相手の腕を回内させる（写真右）。

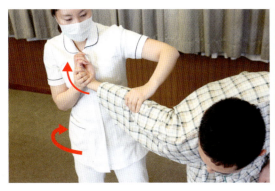 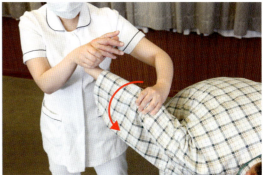

> **Point** 最終的には相手の肩は手や肘よりも低い位置になるようにする

> ⚠ **注意** 相手の腕が回内した状態で肘を上から強く押さえると，関節を痛めることがあるので注意する。肘を上から押さえるというよりは，相手の上肢を肩に押し込むと相手の姿勢が崩れやすい

❸ 相手の手関節の屈曲を緩めないようにしながら，胸倉をつかんでいる手を外す。

❹ その場から退避する。

胸倉，肩，襟をつかまれたとき（応用）

動画 ▶ 7-2

基本の手技が無効であった場合の予備の手技であるが，やや難易度は上がる。相手の手関節をきちんと固定して，伸展させることができるか否かが重要になる。

❶ 胸倉をつかまれたとき，相手の手を胸に固定する。片手でも両手でもどちらでも構わないが，相手の手関節をきちんと手刀で押さえて，自身の胸との間に隙間がないように密着させる。

> **Point** 自身の胸と相手の手関節の間に隙間があると，手技の効果がなくなる

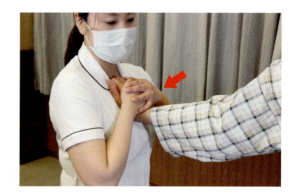

❷ 背筋を伸ばし，胸を張り，相手の手を固定したままお辞儀をするように胸を下げ，手関節を伸展させる*。

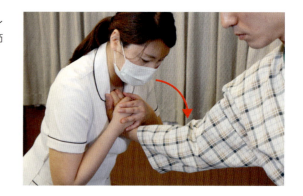

❸ 相手の腰が少し崩れたのを確認しつつ，そのままの姿勢で後退し，相手の手の力が緩んだら胸倉をつかんでいる手を外す。

❹ その場から退避する。

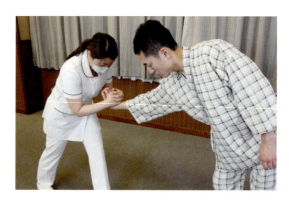

*両手で胸倉をつかまれた場合でも，どちらか片方の相手の手に対処するだけで，相手の腰を崩すことができる。

前から肩・襟の奥をつかまれたとき

動画 ▶ 7-3

　　肩の後ろのほうや，いわゆる奥襟をとられた場合は前述の手技が使えない。そのような場合は以下の手技を試みる。

❶ 前から肩・襟の奥をつかまれたとき，同側の手で肩・襟をつかんでいる相手の手をつかむ*。相手の手をつかめない場合は，相手の前腕のできるだけ末梢側をつかむ。両手でつかんでもよい。

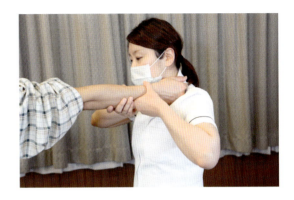

❷ その場でやや腰を落として，内回りに180度以上腰を回転させる。

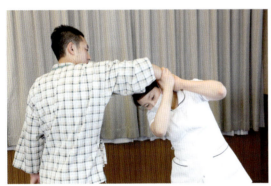
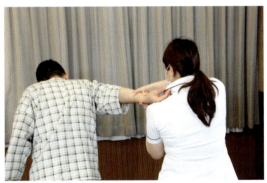

> **Point**　相手の脇をくぐるよりはその場で回転するイメージで

> ⚠ **注意**　回転するときに，相手の指が引っかかって過伸展にならないよう気をつける

❸ 相手の上肢が固定され，腰が浮く。

❹ 相手上肢が回内して力が弱くなったら，肩・襟をつかんでいる手をゆっくり外す。

❺ その場から退避する。

＊相手の手をつかむ場合は，できるだけ同側の手で相手の手背を包み込み，小指，薬指，中指を相手の手背の小指側に引っかける。このときに手がつかめなかった場合は，❷の回転する過程で手を相手の前腕から末梢のほうに滑らせていく。

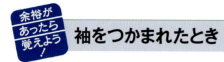

袖をつかまれたとき

動画 ▶ 7-4

　　看護師は半袖白衣を着用している場合が多いので，袖をとられることはあまりない。医師や技師のなかには長袖白衣を着用している者も多く，袖をとられやすい。

❶ 袖をつかまれたとき，袖をとられた自身の上肢を前方斜め約45度に伸ばし，同時に身体も外側に移動させる。

> **Point**　この動作により相手の脇が空き，かつ上肢が伸びきって余裕がない状態となる

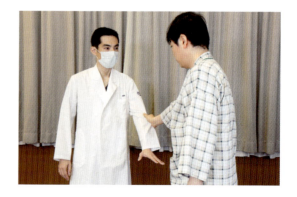

❷ 自身の反対側の手で，相手の手背を包み込むようにつかみ，小指，薬指，中指を相手の手関節から小指側に引っかけ（写真左），同時に空いているほうの手で相手の肘を下からつかむ（写真右）。

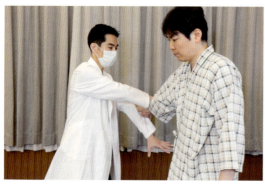
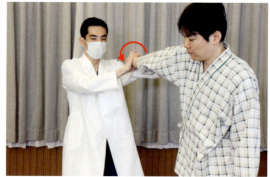

❸ 自身の腰を相手と直角になるように約90度ひねり，同時に相手の手を回内させ，肘をつかんだ手で相手の腕を回内させる（写真）。

❹ 相手の手関節を屈曲させて，握力を弱めてから服から手を外す。

❺ その場から退避する。

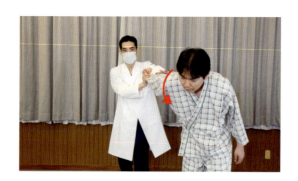

後ろから肩や襟をつかまれたとき

動画 ▶ 7-5

❶ 後ろから襟をつかまれたとき(写真左),手を耳の高さまで上げる(写真右)。

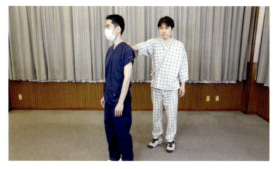
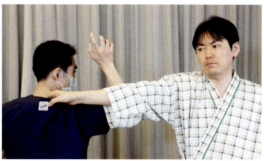

❷ 左右どちらかに勢いよく腰をひねりながら,前腕から肘を,襟をつかんでいる相手の前腕にぶつけて外す。無効の場合,直ちに逆方向に腰をひねり,逆の前腕から肘をぶつける。

> **Point** 相手の上肢に外側からぶつけると相手の肘が伸展してそれ以上曲がらないので,勢いで外しやすくなる

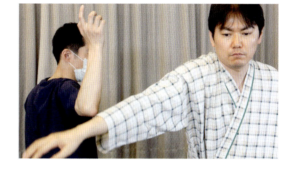

❸ 上記の手技が無効の場合,腕をさらに上げて,上げた腕と反対の足を一歩前に出すか,斜め前に交差させる(写真)。

❹ 頭をなでるように手を前方から後方にもっていく。この動作で相手の手を自身の肩や襟と密着させ,腰をより一層ひねることができる。

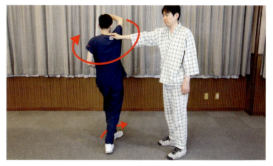

❺ その場で相手を見るように,腕を上げた側の方向に腰だけを90度以上素早くひねる。無効の場合,反対の腕を上げて同様に腰をひねる。

> **Point** 身体の軸を左右にできるだけ動かさない

❻ その場から退避する。

＊❶,❷が自身の腕を相手の腕にぶつけて勢いで外す手技なのに対して,❸〜❺はあえて相手の手を服に絡ませたまま,相手のバランスを崩す手技である。動作は似ているが,原理が全く異なる。後者のバランスを崩す手技は相手の手が外れず転倒リスクが高い。攻撃性が高いような自身の安全が切迫した状況のときに使用する。

両方の肩を前から押されたとき

ケース：肩を押してくる患者

　元ラガーマンの患者（50歳，男性）は，離婚問題を機に睡眠薬による自殺企図で救命センターに搬送されてきました．救急隊現着時に，JCS 200だった意識レベルが，来院時はⅠ桁まで改善したのですが，薬剤によるせん妄状態のようで初療室で大暴れしています．そして，ストレッチャーから降りて研修医に突進し，研修医は肩を押されてひっくり返ってしまいました．

　両方の肩を押されて倒されたり，壁際に押しつけられたりすることがある．相手の力が強いと，踏ん張ることは難しいが，わずかな動作で相手の力を減じることが可能である．相手の力に抵抗しようと全身に力を入れると，容易に後方に転倒させられてしまうので，上半身をやや前傾かつ柔軟にしておく必要がある．相手がまさに猪突猛進してくる場合は，下記の手技を使わなくても突きに対処するのと同じ要領で，腰をひねり相手の外側に身体を移動させ，そのまま退避することもできる（p.98「正面から殴られるとき」参照）．

両方の肩を前から押されたとき（肩を押す力が弱いとき）　動画▶8-1

　何となくもみ合う状態や，腕力のあまりない相手の場合に，安全に制することができる．

❶ 両方の肩を前から押されたとき（写真左），一方の足を後方に出して踏ん張りながら，相手の両肘を下から両手で軽く支えるように少し浮かせる（写真右）．これだけで相手の力が減弱する．

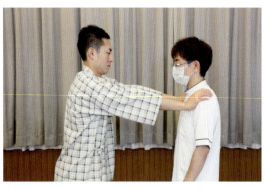 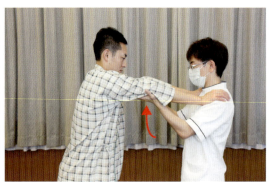

> **Point**　あまり強く押さなくてよい

❷ 腰を落とし，臍の下を突き出し，自身の両肩を軽く相手の手に密着させる．

❸ 相手の力がさらに弱まれば，その場から退避する．

両方の肩を前から押されたとき（肩を押す力が強いとき） 動画 ▶ 8-2

「肩を押す力が弱いとき」の手技が無効の場合は本手技に切り替える。勢いよく肩を押された場合，後頭部より転倒させられてしまう危険がある。このときは，相手のバランスを崩しながら，自身の腰をひねって力を逃がす必要がある。

❶ 両方の肩を前から強く押されたとき（写真左），足を一歩後退させながら，腰を90度以上ひねる。このとき，相手に近いほうの上肢（後退させた足と反対側の上肢）を上げる（写真右）。

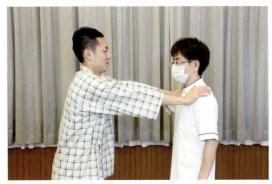 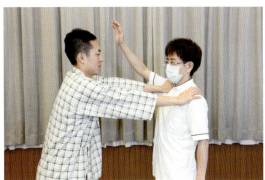

❷ 同時に，相手の両前腕を上げた上肢で包み込み（写真左），自身の胸とはさみ込んで腰を落とす（写真右）。

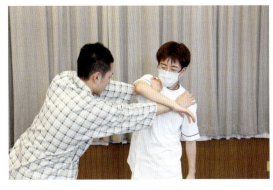 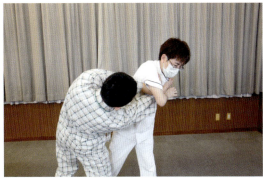

> **Point** 相手の勢いをとめないで力を受け流すイメージ

❸ 離脱できたら退避する。

*❶～❸の動作は，ほぼ同時に行う。

9　身体に噛みつかれたとき

> **ケース：肩を噛んで離さない患者**
> 　認知症の患者（88歳，女性）は，大腿骨頸部骨折術後で現在リハビリ中です。理学療法士がベッドから車いすに移乗させようと正面から抱えたところ，左の肩を噛んで離してくれませんでした。

　患者が医療スタッフに噛みつく行為はケアの最中にしばしばみられる。咬傷は主に患者の歯による軟部組織損傷と口腔内常在菌による感染の2つの問題を引き起こす。これらによる医療スタッフへのダメージを最小限に抑えるため，いくつかの方法を試みる。**原則は噛まれた部位を離そうとして引くのではなく，噛んだ相手に素早く押しつけることである。**

 ## 指に噛みつかれたとき　　　　　　　　　　　　　動画 ▶ 9-1

　特に指への噛みつきは口腔ケアや吸引を行うときなどに遭遇する。身体のどの部位に噛みつかれても，対応は基本的に同じである。

❶ 噛みつかれたとき（写真左上），噛みつかれた部位を無理やり引き抜かずに，逆に口腔内に押し込む（写真右上）。この動作だけで反射的に相手が開口することがある（写真左下）。

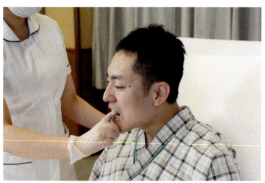
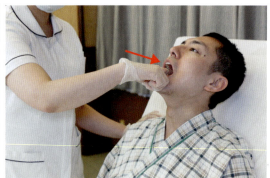
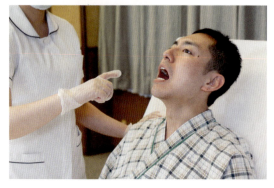

> **Point** 引くと皮膚が余計に損傷することがあるので押す

> ⚠ **注意** この時点で口腔内から離脱できた場合は，次に相手の嘔吐に気をつけて注意深く観察する。嘔吐がある場合は，直ちに相手の首を横に向けて嘔吐させ，必要であれば吸引を行う

> ⚠ **注意** 相手が臥位の場合は，鼻をつまみながら押し込んでもよい

❷ ❶で抜けない場合，応援を呼ぶ。応援医療スタッフの1人は相手の頭部に回り，もう1人には開口器やバイトブロックを持ってきてもらう。頭部に回った医療スタッフは相手の耳介裏のくぼんだ部分*を確認する。

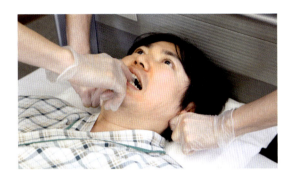

*独鈷と呼ばれる経穴（ツボ）で，耳介裏の軟骨と側頭骨の境界を指でなぞりながら下ろし，一番くぼんだ部分にあたる（p.59 参照）。

❸ 両手母指もしくは示指 PIP 関節で，「口をあけてください」と言いながら，耳介裏のくぼんだ部位を両側からゆっくり圧迫する。示指 PIP 関節で圧迫しながら両母指で下顎を下げて開口させるか（写真左），母指で圧迫しながら示指で下顎を下げて開口させてもよい（写真右）。

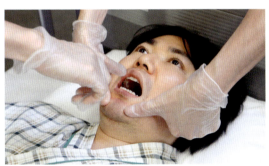 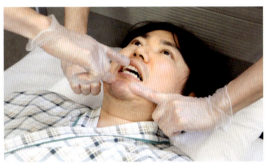

❹ ❸と並行して，開口器やバイトブロックを使用する。

Column ▶ 噛まれた部位の処置

噛みつきからの離脱に成功したら，咬傷部位を直ちに流水で洗浄する。創が深い場合や組織の損傷が激しい場合は，注射器に静脈留置針の外筒をつけて生理食塩液で圧をかけながら洗う。感染の危険があるので，基本的にすぐに縫合したりハイドロコロイド製剤などで密閉したりしない。洗浄後はガーゼで覆い，早い段階で医師の診察を受け，必要であれば口腔内嫌気性菌をターゲットとした抗菌薬を内服する。

（本田　明）

10 後ろから抱きつかれたとき

ケース：後ろから組みついて引き倒そうとする患者

認知症の患者（男性，79歳）は，しばしば誤嚥性肺炎を起こします。今回も誤嚥性肺炎で入院しましたが，食事が出ないことに非常に怒っており，何度説明しても理解してもらえません。ある晩，やはり食事が出ないことに憤慨して，他患者の食事介助をしていた看護師に後ろから組みついて引き倒してしまいました。

後ろから抱きつかれる状況ではおおむね油断していることが多いが，相手が前に回した両腕を組んで腕をロックすると離脱が困難になる。まず，倒されないように腰を少し落として重心を下げできるだけロックされる前に離脱を試みる。

両上肢ごと抱きつかれたとき

動画 ▶ 10-1

基本の手技となる。バンザイをすると自然と相手の腕が上方向にスライドするので，同時に腰を下に落とすことにより離脱ができる。

❶ 両上肢ごと抱きつかれたとき（写真左），両前腕を回内させる（写真右）。

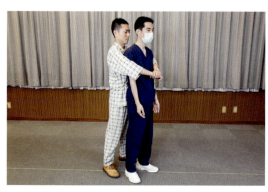
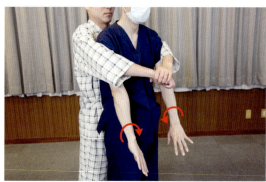

> **Point** 回内させることにより隙間を空ける

❷ その場で勢いよく両手を真上に上げて"バンザイ"をしながら，腰を勢いよくその場で下に沈める。身体を右下か左下に沈めてもよい。相手の力が強い場合，相手の内股に足を入れて膝関節を外側に向かって軽く蹴ると，バランスを崩し外しやすくなる。または，PIP 関節で相手の手背を圧迫刺激する*。

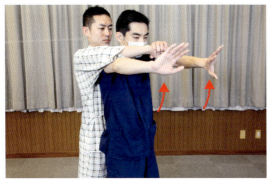 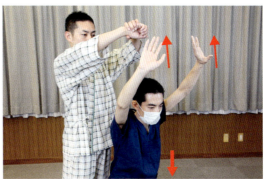

> ⚠ 注意　圧迫刺激はじわじわと行う

❸ その場から退避する。

*手背の圧迫でもロックが弱くならない場合は，踵で足の甲を圧迫刺激する。もしくは，骨折や脱臼に気をつけながら，ゆっくりといずれかの指を伸展させる。

> ⚠ 注意　足の甲を圧迫刺激するとき，勢いよく踏むと骨折するので気をつける

両上肢の下から抱きつかれたとき

 余裕があったら覚えよう！

動画 ▶ 10-2

　脇の下からつかまれた場合はバンザイの形がとれない。このため，相手のどちらかの手を回内・屈曲させることにより離脱する。

❶ 両上肢の下から抱きつかれたとき，その場でどちらかの相手の手関節を回内させつつ屈曲させる*。

> 💠 Point　自身の反対の手を添えて補助する

*次頁も参照のこと。

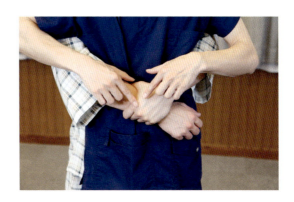

❷ 屈曲させた手関節を相手のほうに押し込みながら，腰を90度以上ひねり，相手の方向を向く。

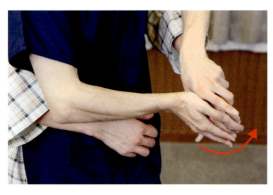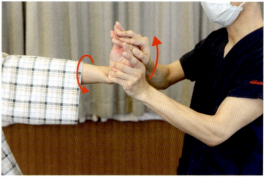

> 💠 **Point** 手関節を相手に押し込むことにより抵抗が難しくなる

❸ 同時に，上肢をさらに回内させる。

> ⚠ **注意** 手関節，肘関節，肩関節を愛護的に操作する

❹ その場から退避する。

*¹ 相手の手背を同側の自身の手掌で包み，小指，薬指，中指を相手の手関節から小指中手骨にかけて引っかける。母指は，相手の母指と示指の中手骨で形成される三角形の頂点からやや示指寄りの1～2 cmほど末梢側にある，筋肉の盛り上がった部分の経穴（ツボ）である合谷を強く押して握力を弱める（写真左）。この経穴は，母指と示指を閉じて平行にそろえて，一番盛り上がった部分の頂点として確認でき，背側骨間筋と母指内転筋の重なった部分と思われる。
*² 相手の力が強い場合は，相手の内股に足を入れて膝関節を外側に向かって軽く蹴ると，バランスを崩し外しやすくなる。または，PIP関節で相手の手背を圧迫刺激する。手背の圧迫でもロックが弱くならない場合は，踵で足の甲を圧迫刺激する。もしくは，骨折や脱臼に気をつけながら，ゆっくりといずれかの指を伸展させる（写真右）。

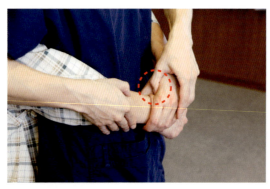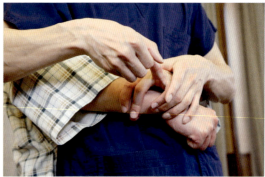

11 髪の毛や耳をつかまれたとき

> **ケース：髪の毛をつかんでくる患者**
>
> アルコール依存症の患者（38歳，男性）が肝障害で入院してきました。入院3日目より激しいせん妄状態となり興奮し，身体を押さえようとした看護師の髪の毛をつかんで転ばせてしまいました。

髪の毛や耳をつかまれた場合，つかまれたまま逃げたり，手を引っ張ったりしてはならない。自分の髪の毛が抜けたり，耳介を損傷したり，引き倒されたりしてしまう。原則として，相手の手と絡んだ自分の髪の毛もしくは耳を密着させて固定し，相手の手の力が弱くなるまでは離さない。

前から片手で髪の毛や耳をつかまれたとき（手関節を屈曲させて離脱する方法）

動画 ▶ 11-1

髪の毛をつかまれた場合，そのまま頭を振り回されたり，突きや蹴りを受けたりすることを想定する。まずは素早く相手の手を頭部に固定することが大切となる。

❶ 前から片手でつかまれたとき，相手のつかんでいる手と対側の手で相手の手背を包み込むようにつかみ，小指，薬指，中指を相手の手関節から小指中手骨側にかけて引っかける（写真左）。同時に，空いているほうの手で相手の肘を下からつかむ（写真右）。

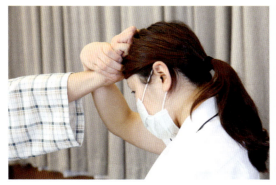 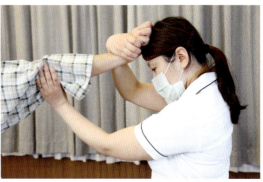

❷ 相手の手を髪の毛をつかんだまま回内させ，自身の腰を相手と直角になるように約90度ひねる。同時に，肘をつかんだ手で相手の腕を回内させる。このとき，相手の肩は肘や手よりも低い位置になる。

> **Point** 肘を回内させながら相手の肩に押し込むようにして姿勢を崩す

❸ 相手の手関節を屈曲させて握力を弱め，この時点でも相手の手が髪の毛をつかんでいたら，つかんでいる手を外す。

❹ その場から退避する。

＊耳の場合も同様である。

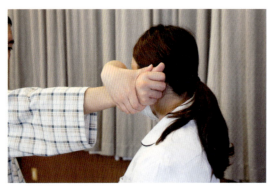
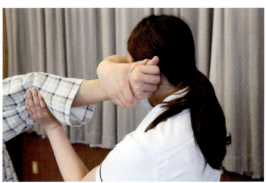

余裕があったら覚えよう！ 前から片手で髪の毛や耳をつかまれたとき（その場で回転して離脱する方法）

動画 ▶ 11-2

「手関節を屈曲させて離脱する方法」が無効なときの予備の手技である。

❶ 前から片手でつかまれたとき（写真左），同側の手で，髪の毛をつかんでいる相手の手をつかみ，頭と密着させる。このとき，密着を強めるためにもう一方の手を添えてもよい（写真右）*¹。

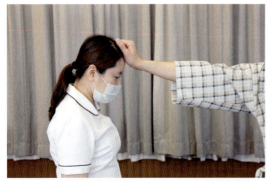
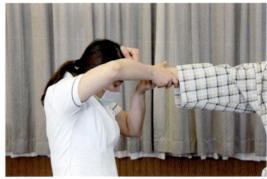

❷ 相手の手を頭に密着させたまま，腰を落として内回りに180度以上腰を回転させる[*2]。

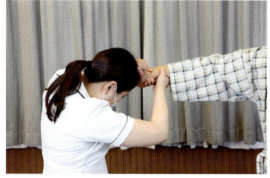
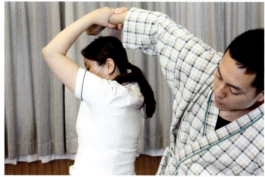
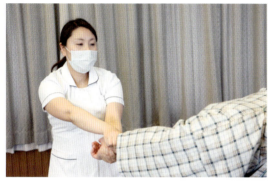

> 🟣 **Point** できるだけ体幹の軸を前後左右に移動させず，その場で軸を回転させるイメージで

> ⚠ **注意** 相手の手関節や指が過伸展にならないように気をつける

❸ 相手上肢が回内して力が弱くなった時点で，まだ相手の手が髪の毛をつかんでいたら，つかんでいる手を外し，退避する。

[*1] 手をつかめない場合は，相手の前腕のできるだけ末梢側を同側の手でつかみ，❷の回転する過程で相手の手にずらしていく。
[*2] 前進して相手の脇をくぐるというより，その場で腰を落としながら自身の身体を回転させ，結果として相手の脇をくぐる形となる。最初から脇をくぐろうと相手のほうへ移動してしまうと，相手の腕が緩んでしまい，攻撃されるおそれがある。ただし，相手が高齢者などの場合は，あえて腰を落として前進して相手の脇をくぐり，隣り合わせになった段階で腕を上に突き上げるようにすると，関節への負荷が少なく安全性は高い（ただし，自身への攻撃のリスクは高まる）。可能であれば相手の手と同側の手で手背を包み込み，小指，薬指，中指を相手の手背の小指中手骨に引っかける。

前から両手で髪の毛や耳をつかまれたとき

動画 ▶ 11-3

　片手でつかまれたときより難易度が高く，ある程度の訓練が必要である．コツは相手の両方の手を同時に処理しようとせず，どちらか一方の手を伸展させる．これにより相手の腰が崩れる．よって，本手技は片手のみでつかまれたときも有効である．

❶ 前から両手でつかまれたとき（写真左），両手の手刀で，相手の手関節を頭に押しつけて密着固定しながら，相手の手背を包み込む（写真右）．

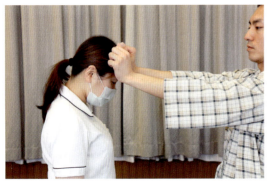
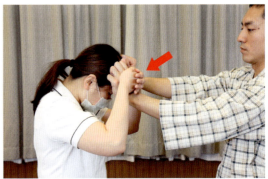

❷ 頭をお辞儀をするように下げることで，手刀で固定した相手の手関節を伸展させる．

> **Point**　両手のうちどちらか一方に集中して伸展させる

> ⚠ **注意**　相手の手関節が自分の頭にきちんと密着していないと相手の腰は崩れない

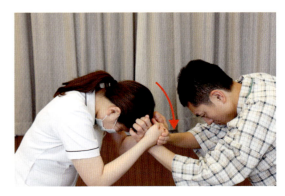

❸ 相手の腰が崩れ，しゃがみこむまで後退する（写真）．

❹ 相手の手の力が弱まった時点で，まだ相手の手が髪の毛をつかんでいれば，つかんでいる手を外し，退避する．

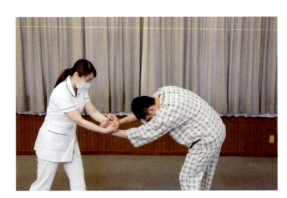

後ろから髪の毛や耳をつかまれたとき

動画 ▶ 11-4

❶ 後ろからつかまれたとき（写真左），髪の毛をつかんでいる相手の手を両手でつかんで，頭と密着させる（写真右）。

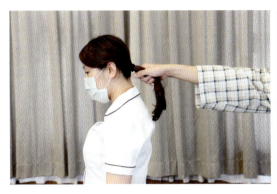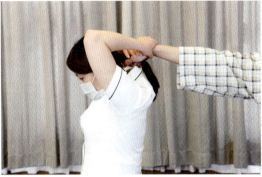

❷ 密着させながら，その場で腰を 180 度回転させ，相手の方向を向く。相手の外回りに回転してもよいが内回りのほうが安全性は高い

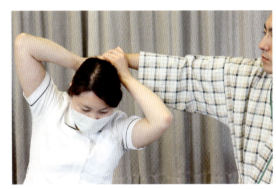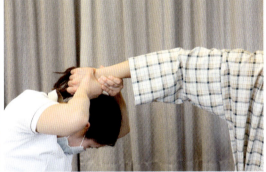

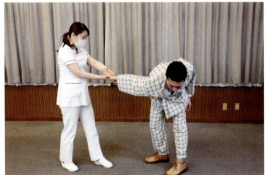

⚠ **注意**　相手の手関節や指が過伸展にならないように気をつける

❸ 相手の手の力が弱まった時点で，まだ相手の手が髪の毛をつかんでいれば，つかんでいる手を外し，退避する。

[12] 叩かれる，殴られるとき

> **ケース：顔を殴ってくる患者**
>
> 糖尿病の患者 (80歳，男性) は，血糖コントロールが悪く入院となり，若い男性看護師が担当となりました。看護師は何となく患者が自分に対して無愛想なことが気にはなっていましたが，淡々と職務をこなしていました。
>
> ある日，看護師が患者の妻に呼び止められ，患者の病棟での様子を聞かれたため話をしていたところ，それを見た患者がすごい剣幕で近づき，看護師の顔を拳で殴ってしまいました。別の看護師が患者に話を聞くと，どうやら患者は嫉妬妄想が強く，妻が他の男性と浮気をしているのではないかと常に疑っていたようでした。

　全く何の予告もなく，突然殴られる場合は防ぐことが難しい。ただし相手に武道の経験がない場合，殴る直前に腕を後ろに引く"予備動作"が大きくみられることがあり，予測が可能なこともある。よって，予備動作をいち早く察知できれば，手技を使用せずともそのまま退避することも可能である。

　相手の攻撃性が強い場合，突きや蹴りは一回繰り出して終わりではなく，連続して攻撃があるものと想定したほうがよい。さらに，遠い距離での攻防から，かなり接近した攻防へと変化してくる。よって，相手の突きや蹴りに対しては，腰をひねり相手の外側に身体を移動させるのが基本であるが，徐々に距離を詰められるとそれが難しくなる。その場合，最終的には手刀で防御しながら，相手の頭部を後屈させたりしてバランスを崩し，その場を退避する。

正面から殴られるとき

動画 ▶ 12-1

　基本的な手技であり，手刀で相手の突きを防御すると同時に，身体を相手の中心から外側に移動させることが重要である。突きに限らずすべての攻撃に対して，基本的に相手の正面で静止せず，常に外側に位置できるように身体を移動させていく。相手が胸倉や肩，腕，髪の毛など身体の一部をつかみにきたときも本手技の動作で防御することができる。

❶ 相手が正面から殴ってきたとき，腰を約90度ひねり，相手の外側に位置する*¹。

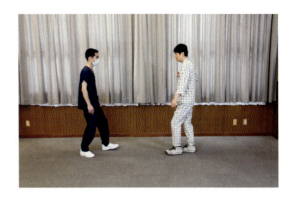

❷ 同時に，同側の手刀を下から繰り出し，相手の前腕を受け流す*²。

> **Point** 手刀を作る際は，できるだけ肘関節は直角に曲げずに，斜め前方に30〜45度程度軽く曲げたほうが，受ける衝撃が少ない

❸ その場から退避する。

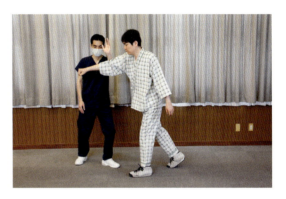

*¹ 万が一，相手の内側に位置してしまった場合でも，相手の突きや蹴りをさらに受けるリスクは高まるが動作は同じである。
*² 手刀は，相手の突きに当てにいくというよりは，手刀を正面に構えて顔面から上半身を防御することが肝心である。結果として，相手の突きが手刀に当たっても当たらなくても，防御ができ，その場を離脱できればよい。
相手との距離によっては対側の手刀で受け流すことも可能。

Column ▶ 相手との距離により自身の動きも変えていく

相手が右手で殴ってきたとき，相手との距離が遠い場合は腰をひねりながらすり足で左足を一歩前に出し，近い場合は腰をひねりながら右足を後ろにすり足で後退させる。極端に近い場合は，足の移動を断念し，その場で腰をひねりながら手刀で受ける。さらに，相手に追い詰められて，手刀で払う余裕もない緊急事態では，両腕を顔に密着させて防御する。

（本田　明）

上から振り下ろすように叩かれるとき

動画 ▶ 12-2

すべての打撃技は，正面から受けるというよりは受け流すイメージが大事である。

❶ 上から拳を振り下ろすように叩いてくる場合，対側の手刀を自身の頭上で斜めにするように構える*1。

> **Point** 斜めに構えることにより，頭部を防御し，相手からの打撃のダメージを減じる

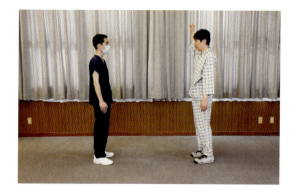

❷ 相手が振り下ろしてきたら，相手の拳を手刀上で滑らせながら，上から下へ半円を描くことで受け流すと同時に，腰を約90度ひねり，相手の外側に位置する*2。

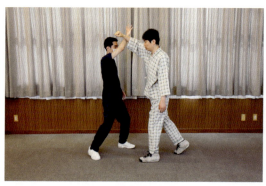
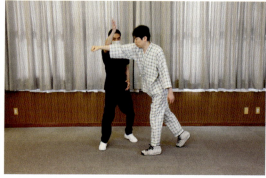

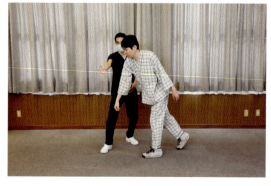

❸ その場から退避する。

*1 上から振り下ろした拳に対して，下から垂直に手刀で受けると，相手の力が強い場合は押しつぶされて防ぎきれない。
*2 万が一，相手の内側に位置してしまった場合でも，相手の突きや蹴りをさらに受けるリスクは高まるが動作は同じである。
　極端に距離が近い場合は，身体の移動を断念し，その場で腰をひねりながら手刀で半円を描き，相手の拳を受け流す。

下から突き上げるように殴られるとき

動画 ▶ 12-3

❶ 下から突き上げるように殴られる状況では、相手との距離が相当近い場合が多い。

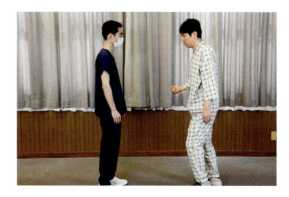

❷ 腰を45〜90度にひねりながら、手刀に腰の重みを乗せて防御する*。

> **Point** 腕の力だけでとめようとせず、肩の力を抜いて腰の重みを腕に伝えるイメージで

❸ その場から退避する。

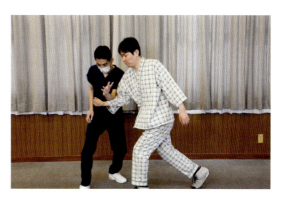

*万が一，相手の内側に位置してしまった場合でも，相手の突きや蹴りをさらに受けるリスクは高まるが動作は同じである。

12 叩かれる，殴られるとき

フックのように外側から殴られるとき

動画 ▶ 12-4

距離が近ければ近いほど防御が難しくなる。

❶ 外側から殴られる場合（写真左），相手の外側に位置することが難しいため，殴ってきた相手の手と同側の手刀，もしくは前腕外側部で内側より防御する（写真右）＊。

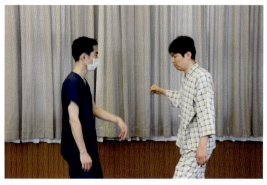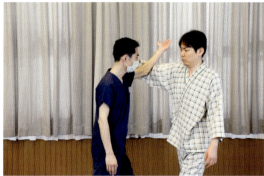

❷ 同時に，空いているほうの手で顔面に掌底，裏拳で寸止めけん制する，もしくは頭部を後屈させる。

> **Point**　けん制する手は相手の死角となる下から相手の身体に沿いながら上げていき，不意に顔面の前に出す（p.55「相手の内側に入ったときのけん制の理論」参照）

❸ その場から退避する。

＊距離が極端に近い場合は，肘を曲げてきちんと固定して顔面を防御する。

13　立位の状態から蹴られるとき

> **ケース：足を蹴ってくる患者**
>
> 躁状態で飲酒後にバイクで自損事故を起こした患者（43歳, 男性）が, 救急搬送されてきました。顔面に裂創があり出血していますが, 救急隊員に悪態をつきながら独歩で救急車から降りてきました。躁状態と飲酒の影響であまり痛みは感じていないようですが, 処置中も「早くしろ！　大事な仕事ですぐに帰らないといけないんだ！」などと外科医に怒鳴っています。あまりにも大声を出しているので, みかねた看護師が「他の患者さんもいるので, もう少し小さい声で話をしてください」とお願いしたところ, 逆上して看護師の足を蹴ってきました。

　急所を狙われると, 相手の最小限の力で大きなダメージを受けることがある。手刀や下腿で防御しながらその場から退避する必要がある。

　本書では相手が格闘技や武道の経験者であることを想定していないので, 蹴り足があまり高くない（金的から腰あたりまでの）蹴りを前提としている。また, 相手が格闘技や武道の経験者でない場合, 蹴りは大振りで察知しやすいため, ある程度の距離があれば基本的に下記の手技を選択せず, 素早く退避するのが第一選択である。

前蹴りをされるとき

動画　▶ 13-1

　院内ではすねを蹴られることが多いが, 金的やみぞおちを蹴られると, その後の対応が直ちにできなくなるほどのダメージを受ける。どこを蹴られるかは直前までわからないので, 前蹴りへの対応はこれら急所の防御が基本である。

❶ 正面よりまっすぐ右足で蹴りを繰り出してきたとき（写真左）, 手刀を左下から右下に半円を描くように回して蹴りを払う（写真右）。

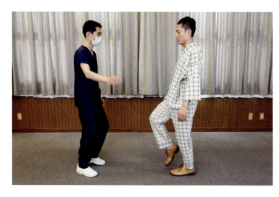
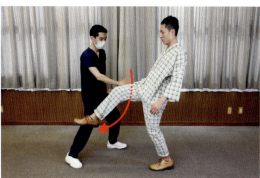

❷ 同時に，腰を約90度ひねり，相手の外側に位置する*。

❸ 手刀でそのまま相手の蹴り足を払えれば，払って退避する。

> 🔵 **Point** みぞおちや金的を蹴られなければよいので，相手の側方に移動できれば，手刀は蹴り足に当たっても当たらなくてもよい

> ⚠️ **注意** 相手の足を払うことに固執して手を伸ばして前かがみにならないようにする。顔面を蹴られる危険がある

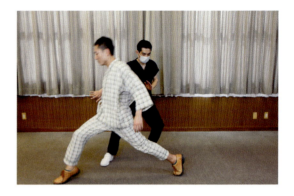

*相手の内側に位置しても動作は同じであるが，相手の第二，第三の攻撃を受けやすい。この場合は，蹴り足を払う手とは別の手の裏拳や掌底で相手の顔面に寸めけん制，または頭部後屈してけん制する必要がある。
非常に接近した状態で，身体の移動が難しい場合は片足を上げて防御する（「回し蹴りをされるとき」参照）。

 ## 回し蹴りをされるとき　　　　　　動画 ▶ 13-2

　　　距離が遠い場合は後方に下がり退避すればよいが，接近して相手の射程に入った状態で回し蹴りを受ける場合，相手の外側に自身の身体を位置させるのはなかなか困難である。

❶ 右足で回し蹴りを繰り出してきたとき（写真左），やや腰を落としながら左股関節と膝を屈曲して左足を上げる。このとき，左股関節をやや外旋・外転（膝が相手の蹴り足を向くように）する（写真右）*。

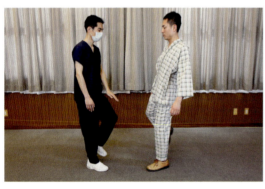 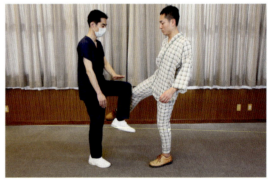

> 🔵 **Point** 下腿で相手の蹴りを受ける際は，少なからず疼痛が発生するが，衝撃を吸収させて転倒や骨折を防止することができる

❷ 次の攻撃に備えるか，退避する。

*高い位置に回し蹴りがきた場合は，さらに下腿を高い位置にもっていき，同時に手刀を構え，脇をしめながら上半身も防御する。

[14　ベッドサイドから蹴られるとき]

> **ケース：ベッド上から激しく足を蹴り出す患者**
>
> 　肺炎で入院中の重度精神遅滞の患者（20歳，男性）は，ストレスが高まると攻撃的になります。ある日，点滴を交換しようとした看護師2人に対し，ベッド上から突然足で激しく蹴り出し，それぞれに下顎打撲と胸部打撲を受傷させてしまいました。

　未然に予測するのは困難な場合も多いが，蹴りが出る患者の処置をしなければならないことがある。随意的な蹴りは突きよりもダメージが大きいことがあるので，まず手刀で，特に相手の膝と足先の2か所からの攻撃を防御する。本手技は両上肢が器具もしくは他の医療スタッフの徒手で固定されているときの下肢固定を1名で行うことを前提としているが，人手がある場合は，「仰臥位のときに下肢を押さえる方法」(p.130)を参考に，下肢固定を2名で行う。

ベッドサイドから蹴られるとき　　　動画 ▶ 14-1

　足の力がそれほど強くない患者であれば，蹴りを手刀で防ぎながら両膝を押さえることもできるが，力の強い相手では制御できず，この場合足首を交差させてロックをかける必要がある。

❶ 位置が相手の右側の場合は左手の手刀で蹴りを防御する*。

*相手の左側に位置する場合は逆になる。

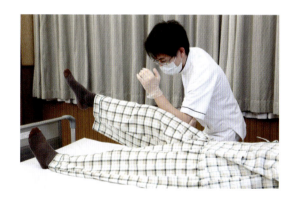

❷ そのまま手刀で相手の膝付近を制しながら，右手で相手の右足首をすくうように握る。

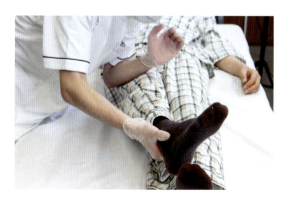

❸ 右足首を握ったまま，左足首の上に交差させるようにもっていく＊。

＊相手の片方の膝をもう片方の膝に乗せるのではなく，隣り合うように位置させる。

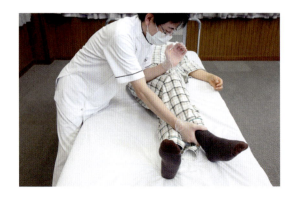

❹ 相手の右足を左手で，左足を右手で，それぞれ外側に倒してロックする。

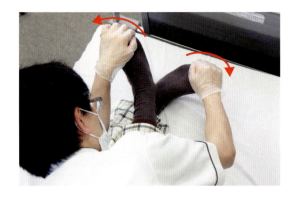

❺ 垂直に体重をかけるように，左脇から胸を相手の膝より上の部分に乗せて固定する。

> 🌼 **Point** 足首と膝付近の2か所が固定されている必要がある

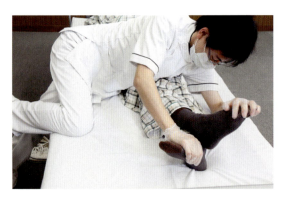

15 首を絞められたとき

> **ケース：首を絞めてくる患者**
>
> 脳炎で入院中の患者（19歳，男性）は強い被害妄想を呈していました。あるとき「殺される」と叫びながら，看護師の首を絞めてきました。幸い患者の力が弱く，周りの医療スタッフがすぐに助けたため大事には至りませんでしたが，看護師の精神的ショックは大きかったようです。

首を絞める行為は一般的に殺意があるとみなされるが，最終的に相手が致死的な手段をとった場合，身を守るためあらゆる方法を使ってでもその状況から逃れなければならない。

前から首を絞められたとき

動画 ▶ 15-1

前から首を絞められる場合は，壁に押しつけられたり，床に転ばされて馬乗りになって上から絞められたりする。どちらの状況でも対応は同じである。

❶ 前から首を絞められたとき（写真左），相手の両腕の間に両手を合わせながら勢いよく入れる（写真右）。

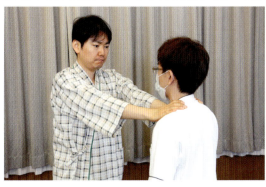 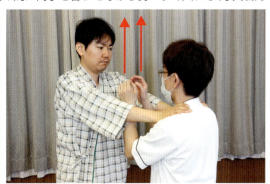

❷ そのまま勢いを緩めず，オーバーなくらい"バンザイ"をする*。

> **Point** 相手の腕を外すという意識でなく，単に思いきりバンザイするという意識のほうが手技の効果が高い

> ⚠ **注意** "バンザイ"をする前に両外側から相手の肘に打撃を加えて，力を削いでもよい

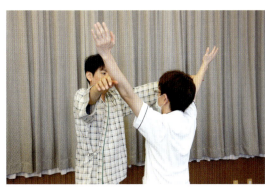

❸ その場から退避する。

*馬乗りの状態でも同じであるが，"バンザイ"をした直後にどちらかの膝を立てて，身体を横に向けて馬乗り状態を解除する。

前から首を絞められたとき（相手の押す力が強いとき） 動画 ▶ 15-2

　強い力で相手が前進しながら首を絞めてきた場合，後退するか押し倒されるかという状況になる。相手の動きが直線状のときは，その線上から外れると操作が容易になる。

❶ 勢いよく前から首を絞めてきたとき，片方の足を一歩後退させる。

❷ 同時に，腰を90度以上ひねり，相手の両前腕を上から，相手に近いほうの腕で包み込み，胸とはさみ込んで腰を落とす。

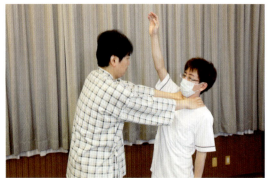
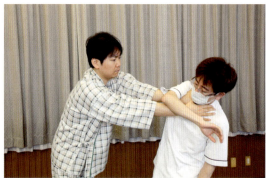
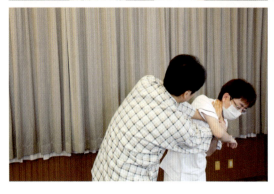

> 🔍 **Point**　相手の勢いをとめずにそのまま受け流すイメージで

> ⚠ **注意**　相手が転倒しても，きちんと相手の腕を離さずにはさみ込んでいれば転倒の衝撃が緩和される

❸ 離脱できたら退避する。

108　II　各論　実践的対処法

後ろから首を絞められたとき

動画 ▶ 15-3

　後ろからの首絞めはロックされると離脱が難しくなる。完全にロックされて重心を後ろにもっていかれる前に離脱を試みる。

❶ 後ろから首を絞められたとき（写真左），絞めている相手の腕の手関節付近と肘付近をつかむ（写真右）。

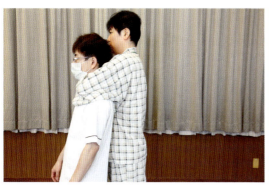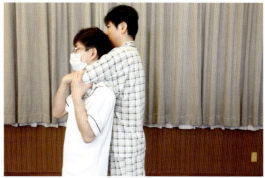

❷ 同時に，顎をできるだけ相手の腕の中に潜り込ませるように引いて隙間を作り，気管や動脈を圧迫されないようにする。

❸ 腰をひねり，引っかけた相手の手関節を下げ，肘を上げながら相手の方向を向く。

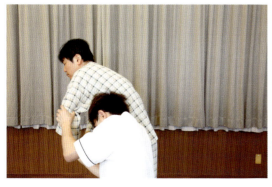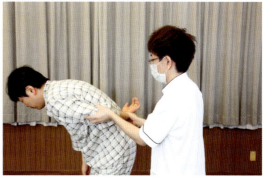

> **Point**　手関節を下げて肘を上げるときは垂直でなく，自身を中心にハンドルを切るように回転を加える

> ⚠ **注意**　びくとも動かず，生命が切迫した状況である場合は，やむを得ないが，左右に腰をひねりながら，肘で相手の脇もしくは腹部に打撃を加える。または，踵で足やすねを蹴る

❹ 離脱ができたら退避する。

16 刃物を持っているとき

> **ケース：ナイフを持っている患者**
>
> 患者（23歳，女性）は，かかりつけ病院で男性医師の診察を受けていました。患者は医師に恋愛妄想がありましたが，医師は全く気づきませんでした。ある日の診察で，思いつめた女性患者はカバンから果物ナイフを取り出し，「先生を殺して，あたしも死ぬ！」と騒ぎ始めました。古い構造の病院のため，診察室の出入り口は患者の後ろに1つだけ。おまけに机の下に設置してある旧式の警報装置は故障なのか，押しても作動しません。男性医師は血の気が引いてしまいました。

病院内への刃物の持ち込みは，入院部門より外来部門のほうが頻度が高い。ただ入院部門でも，見舞いの家族が果物をむくために持ち込んだナイフが患者の攻撃に使用されたケースもあり，原則刃物類の院内への持ち込みはすべて禁止する必要がある。

患者が刃物を所持している場合はその場から離れるのが基本で，決して1人で対応してはならない。また，素手で対応してはならない。武道経験者でも素手で刃物を所持している相手を，お互い無傷で制圧することは難しい。特に明らかな攻撃性をもって患者が刃物を所持している場合は警察通報を優先とする。

刃物を持った相手からの退避が困難な場合

動画 ▶ 16-1

❶ 自身の避難が遅れるようなことがあれば，その場にあるいす*¹や点滴スタンド*²など，相手の持っている刃物より長い物を振り回して相手をけん制する必要がある。

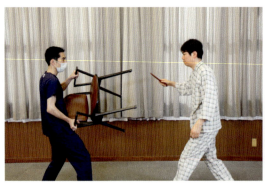
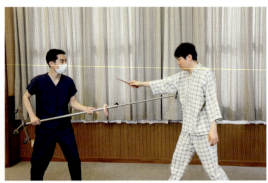

> **Point** けん制をしながら隙をみて逃げる

> ⚠ **注意** 振り回している物の先端より相手を内側に接近させないように気をつける

❷ もしくは，掛布団や毛布で突いてきた刃物を腕ごと包み込む*³。

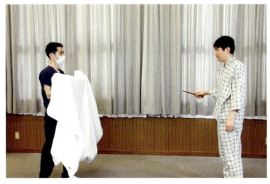
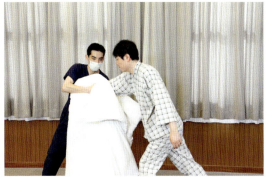

*¹ パイプいすや丸いすなど，できるだけ軽量の物を選び，脚を相手に向ける。重くて持てない場合は，患者との間に立てて距離を保つ。
*² 両先端の重さに差がある場合，重いほうを自分側，軽いほうを相手側に向けると操作しやすい。
*³ 非常に好ましくない状況ではあるが，逃げ道もなく，周囲に道具もない場合は，「叩かれる，殴られるとき」(p.98)を参考に，手刀で防御しながら逃げる。同様に，相手が相当接近してやむを得ず素手で防御する場合は，首をすくめ上肢を犠牲にして両前腕の尺側から外側で頸部をガードし，蹴りでけん制する。前腕橈側から内側は動脈損傷のリスクが高いので相手に向けない。

　本書では積極的には推奨しないが，万が一相手ともみ合うなかで，刃物を所持している相手の前腕を押さえることができた場合は，以下の手順をとる。

正面からつかんだ場合

❶ 正面からつかんだ場合（写真左），相手の外側に約 180 度回転して相手と並び，相手の手掌が上を向くように十分に回外させて，上腕を肩に乗せる（写真右）*。

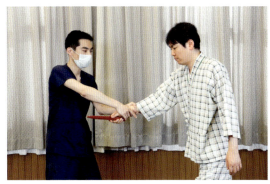
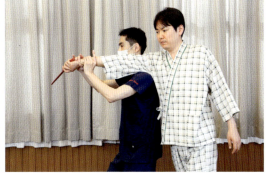

*同側または対側の手でも，両手でつかんでも同様である。

❷ 肩をてこの支点にして，相手の手首を下に落とす*¹。

❸ 相手が刃物を離すまで緩めない*²。

*¹ 背が相手より相当低い場合は，相手の肘付近を肩に乗せててこの支点にする。
*² 刃物をつかんでいる腕のてこをきかせるほど，手を回外させるほど，上肢全体を相手の外側に向けるほど効果がある。

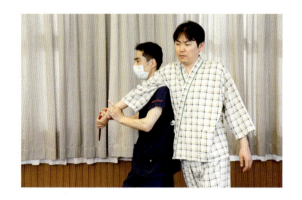

相手の外側からつかんだ場合

❶ 相手の外側からつかんだ場合（写真左），つかんだ手と前腕を回外させながら，手関節を刃物ごとたたんで丸めるように屈曲させていく（写真右）*¹。

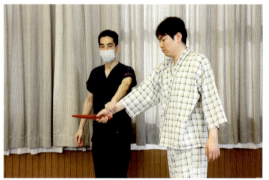
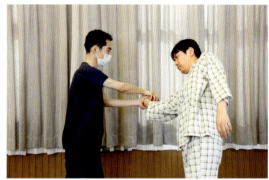

❷ 相手が刃物を離すか，完全に床に倒れるまで回外・屈曲を緩めない*²。

*¹ 屈曲させる際は，小指，薬指，中指のいずれかを相手の手関節に引っかけてこの支点とし，母指で相手の小指と中指のMP関節の間を押して手関節を屈曲させる。
*² 足をかけて倒してもよい。

Column ▶ 病院内での銃火器使用

　北米における医療従事者への暴力に関する書籍には，拳銃などの銃火器による攻撃に注意喚起を促しているものが多い。一方で，わが国での病院内の銃火器使用事例は，報道から推測すると，数年に1回程度の頻度で，多くは暴力団同士の抗争が病院敷地内に持ち込まれた例である。医療従事者が直接銃火器で狙われたのは，1994年に東京都で治療に関して妄想をもった患者に医師が射殺された事件や，2003年に大阪府で入院中の療養態度でトラブルとなった患者に看護師が射殺された事件がある。データはないが，北米と比較してわが国では，刃物による脅迫や死傷事例のほうが銃火器より相対的に多いものと推定される。

（本田　明）

相手の内側からつかんだ場合

❶ 相手の内側からつかんだ場合(写真左),つかんだ手と前腕を回内させながら,手関節を刃物ごとたたんで丸めるように屈曲させていく(写真右)*。

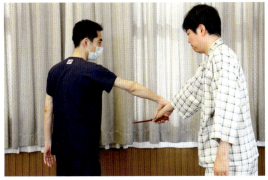 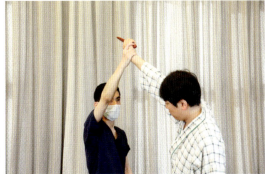

*屈曲させる際は,小指,薬指,中指のいずれかを相手の手関節に引っかけてこの支点とし,母指は相手の母指中手骨付近に引っかけて手関節を屈曲させる。

❷ 同時に,肘を押さえていく(写真)。

❸ 相手が刃物を離すか,完全に床に倒れるまで回内・屈曲を緩めない。

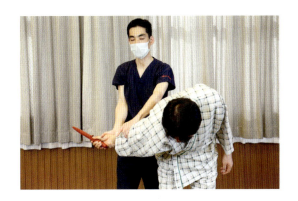

Column ▶ 刃物を持つ相手に

　著者が今まで勤務してきたいくつかの病院でも,患者が刃物を持ち出す騒ぎがあった。単なる脅しである場合も多いが,実際は脅しなのか殺意があるのかその場ではわからない面もある。全国的にみても医療スタッフが病院内で刺される事件はときどき発生している。合気道では刃物を持った相手を素手で制圧する手技が多数存在しているが,実戦での使用に対してそれらを推奨する指導者はあまりおらず,逃げることを勧められる。模擬戦するとわかるが,格下の相手だとしても数回に1回は制圧に失敗するのである。結局,刃物に素手で抵抗する手技は,万が一のような状況で生き残る確率を少し上げるが,一撃で死に至ることもあり割に合わないのである。よって,第一選択は逃げること,第二選択は相手の刃物より長い物でけん制することである。そして警察に通報することもお忘れなく。　　　　(本田　明)

患者への働きかけ

17 身体拘束

身体拘束の法的根拠と考え方

　人の身体を直接拘束して，その身体の自由を奪うことは，憲法に保障された個人の自由・人権を損なう行為であり，刑法第220条で禁じられている"不法な逮捕"にあたるものである（表17-1）。
　精神科において，身体拘束は「衣類又は綿入り帯などを使用して，一時的に当該患者の身体を拘束し，その運動を抑制する行動の制限（昭和63年4月8日　厚生省告示第129号）」と定義され，隔離と異なり医師の判断では行うことができず，精神保健指定医が診察の結果，必要とみとめる場合でなければ行うことができない。実施にあたっては，精神保健福祉法および関連法規に則り，患者本人への説明・告知の実施，頻回な医師の診察と常時の臨床的観察，適正な診療録の記載，適切な医療および保護の確保，早期に別の手段へ切り替えることが求められる。
　介護領域では，2000年4月の介護保険制度施行にあたり，介護保険施設指定基準に身体拘束の禁止規定が盛り込まれた。これにより，介護施設や指定居宅サービスなどでは身体拘束は次頁に示す3要件を満たさない場合は原則禁止とされ，厳格な適用が求められている（表17-2, 3）[1]。
　一方，精神科領域を除く医療現場では，身体拘束について法令による規定はなく，正当な業務による行為（正当行為）として違法性は問われないと考えられていた。しかし，近年は一般の医療現場において適正な手続きの保障がない状態で行われている行動制限が問題視されるようになり，日本医療機能評価機構の病院機能評価でも重要な評価項目に位置づけられている（表17-4）[2]。
　また，2016年診療報酬改定で"認知症ケア加算"が新設され，一般病棟でも認知症合併症の患者受け入れへ点数誘導がなされるとともに，身体拘束の実施は減額要件とされており，政府としても身体拘束を減らしていく姿勢をみせている。

表17-1　関連法規

日本国憲法　第31条	何人も，法律の定める手続によらなければ，その生命若しくは自由を奪われ，又はその他の刑罰を科せられない
刑法　第220条　逮捕及び監禁	不法に人を逮捕し，又は監禁した者は，三月以上七年以下の懲役に処する
刑法　第35条　正当行為	法令又は正当な業務※による行為は，罰しない

※正当な業務の条件（人間性を否定するような残酷なものでない，法律に根拠をおくものである，適正な手続きに基づいて実施する）

表17-2 身体拘束禁止の例外3要件

① 切迫性	利用者本人または他の利用者などの生命または身体が危険にさらされる可能性が著しく高い
② 非代替性	身体拘束その他の行動制限を行う以外に代替する介護方法がない
③ 一時性	身体拘束その他の行動制限が一時的なものである

表17-3 介護保険指定基準において禁止の対象となる具体的な行為

1	徘徊をしないよう車いすやベッドにひもなどで縛る
2	転落しないよう車いすやベッドにひもなどで縛る
3	ベッドを柵で囲む
4	点滴などを抜かないよう手足をひもで縛る
5	手指の機能を制限するミトン型手袋などをつける
6	立ち上がれないようないすを使う
7	立ち上がれないようにいすにテーブルを取りつける
8	つなぎ服を着せる
9	迷惑行為を防ぐため車いすやベッドにひもなどで縛る
10	行動を落ち着かせるため向精神薬を過剰に服用させる
11	自分の意思であけることができない居室などに隔離する

(厚生労働省「身体拘束ゼロ作戦推進会議」:身体拘束ゼロへの手引き—高齢者ケアに関わるすべての人に,p7,厚生労働省,2001)

表17-4 病院機能評価の評価項目:2.2.20 安全確保のための身体抑制を適切に行っている

評価の視点	・患者の安全確保のため,必要時に身体抑制や行動制限が適切に行われていることを評価する
評価の要素	・身体・行動制限の必要性の評価 ・必要性とリスクなどについての説明と同意 ・抑制・制限中の患者の状態・反応の観察 ・回避・軽減・解除に向けた取り組み ・患者・家族の不安の軽減への配慮 ・人権への配慮

(日本医療機能評価機構:病院機能評価 機能種別版評価項目 一般病院1<3rdG:Ver.1.1>,p19,2014)

身体拘束の弊害と倫理的問題

　身体拘束は危険防止のためにやむを得ず行われるが,その弊害は非常に大きい。身体拘束は,他に代替方法がない場合にのみ,最小限の実施とすることを原則とする。患者とその家族に対して身体拘束に関して十分な説明を行い,理解を得るよう努めること,頻繁な観察とアセスメントを行い,要件がなくなった時点で速やかに解除しなければならない。また,看護師のみならず,医師,看護補助者を含むスタッフ全員が,身体拘束の目的,方法,リスクを理解したうえで実施することが重要である。

　身体拘束実施によるリスクには,表17-5に示すように,身体合併症の他,精神的問題,拘束手技や観察に関連した事故,社会的弊害が挙げられる。身体拘束は制限の程度が強く,身体的な障害を生じさせる危険が大きい。そのため,やむを得ず身体拘束を行う場合,これらの予防に努めなければならない。

表17-5 身体拘束実施によるリスク

身体的弊害	
≪筋肉・骨≫ 廃用性筋萎縮，関節拘縮，脱臼，転倒・転落事故	臥位では下肢の筋肉量は上肢の2倍の速さで失われる。また，不適切な拘束位置（良肢位が保たれていない）やミトンによる関節拘縮も起こりやすい。車いす拘束では無理な立ち上がりによる転倒，ベッド柵は乗り越えによる転落事故などの危険性がある
≪循環器≫ 深部静脈血栓症，脳梗塞	長時間足を動かさないため，静脈還流低下により足の血管の血液が凝固しやすくなる。下肢浮腫や疼痛，活動時の脳梗塞，肺塞栓の危険性がある
≪呼吸器≫ 呼吸抑制，肺血栓塞栓症，窒息，沈下性肺炎，誤嚥性肺炎	不適切，不完全な拘束や過度の絞めつけにより，呼吸抑制や窒息を起こす危険性がある。仰臥位を続け，腹式呼吸となるため無気肺となり，気管内分泌物が貯留して肺炎を起こす
≪消化器≫ 食欲低下，便秘，イレウス	長時間の臥床により自律神経機能が低下し，腸管運動の低下で便秘や麻痺性イレウスになりやすい
≪泌尿器≫ 排尿障害，膀胱炎，尿路感染	仰臥位では尿の排泄が困難で残尿を伴う。尿中へのCaの排泄が増加して高Ca尿となるため，結石ができやすくなる。また，残尿や尿管カテーテル留置のため，尿路感染を起こしやすい。水分出納の観察が十分行われないと，循環器，消化器への二次的な影響も起こり得る
≪皮膚・神経系≫ 湿疹，褥瘡，末梢神経障害	長時間の同一部位の圧迫や摩擦により，皮膚組織の虚血や壊死が起こり，褥瘡が形成される。また，汗や尿などによる皮膚湿潤も皮膚トラブルの原因となる
精神的弊害	
本人への影響	精神的苦痛（不安，恐怖，怒り，屈辱，あきらめ），認知症の進行，せん妄の頻発，無気力，無関心，退行。特に，見当識（時と場所，およびこれに関連して周囲の人物を正しく認識する機能）や現実感が失われやすい
家族への影響	精神的苦痛（混乱，後悔，罪悪感）
医療スタッフへの影響	ケアに対する誇りの欠如，士気の低下
社会的弊害	
医療不信・偏見	事故発生時の医療訴訟リスク増大
必要人員・コスト	観察時間・頻度の増大による看護必要度・治療費用の増加

身体拘束における注意点と手順

動画 ▶ 17-1～9

身体拘束にはさまざまな方法があるが，施設で統一された方法で事故のないように行わなければならない。そして，衝動性が消失したときには速やかに解除しなければならない。身体拘束は拘束帯の使用が主なため，ここでは拘束帯を中心に説明する。

物品の確認

拘束帯1つとっても，素材や形状はさまざまである。施設によっては複数のメーカーの物を所有し，使い分けている場合もあるだろう。しかし，複数種類の使用や破損した物の使用は事故に直結するため，使用する前に物品を確認するべきである。また，場合によってはメーカーから直接指導を受けることも必要である。

拘束帯のなかでも，ベッド側の固定部分がひも状になっている物は，患者がほどいてしまう可能性があるため，患者側・ベッド側ともにマグネット固定式のボタンの物がよい。拘束帯によっては患者の激しい体動に不向きの物もあり，購入の際には注意する。

拘束帯設置前においては，まず患者の体型を把握する。拘束帯はある程度サイズの調整が可能だが，メーカーによってはさらにサイズが分かれている場合がある。また，ベルトによっては延長ベルトを装着できる製品も存在する。

適切に装着できていない場合，締めすぎていれば呼吸抑制や循環障害につながり，緩すぎればすり抜けたときに絡まって窒息や転落などの事故につながるおそれがある。また，皮膚の損傷予防やサイズ調節を目的にタオルや手ぬぐいなどをはさむことは厳禁である。タオルなどの柔らかすぎる素材では適切な余裕がわかりにくいため，循環障害を起こしたり，すり抜けやすくなったりする。手ぬぐいなどのしわが寄りやすい素材は皮膚損傷につながりやすい。皮膚の保護においては，ワセリンやポリウレタンフィルムドレッシング材，すべり機能つきドレッシング材などを貼付するのがよい。さらに，すでに皮膚障害が発生しており，処置が必要な場合は，医師の指示に従って処置を行った後，圧迫や摩擦によって悪化しないよう創部を細かく観察し，除圧に努める。ナイロンストッキングの使用などの方法もよく聞かれるが，エビデンスは不明である。

さらに，物品に破損や故障がないかを確認する。拘束帯の破れやほつれ，金具の破損の有無，

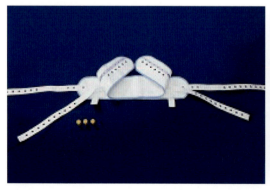
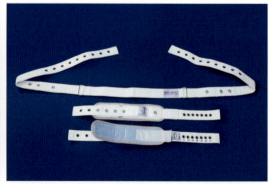

マグネットボタンが正常に開閉できるかなどを一通り確認する。そして，使用する患者と使う物品の種類と数を把握しておく。

設置にあたっては，ベッド自体が動くことやリクライニングすることを前提に考えなければならない。リクライニング時に可動しないベッドフレームやベッド柵に設置した場合，リクライニング時に拘束部位が過剰に締めつけられる，拘束帯やベッドフレームが破損する，ベッド柵が脱落するなどの危険がある。そのため，必ずリクライニングするベッドの底板に緩みのないように装着する。これができないベッドの使用は避けたほうがよい。製品によっては，ベッドフレームに装着し，リクライニング時には必ず拘束帯を外すとの注意書きがある物もあるため，所持している拘束帯の使用基準を把握しておく。

物品の管理

拘束帯と金属ピンは危険物となり得ることを認識する。ナンバリングを行い，使用患者と使用物品，個数を把握しておく（写真左）。使い終わった拘束帯はベッドサイドに置きっぱなしにはせず，速やかにメーカーに指定された方法で洗濯を行う。また，倉庫もしくはナースステーションなど鍵のかかる場所に保管する。

マグネットロックキーも危険物であることを認識し，病室に置かないようにする。ナンバリングを行い，毎日定数通りあるかチェックする。医療スタッフは出勤時必ず携帯し，誰がどのマグネットロックキーを持っているか把握できるようにする。使用時は，使用者の身体から離れないように，ウレタンコイルやリールキーチェーンのキーホルダーなどを利用するとよい（写真右）。

また，マグネットロックキーなどは心電図モニターなどの医療機器や，患者に埋め込まれているペースメーカーなどの機器に触れないよう注意する。特にペースメーカーにおいては禁忌である。また，MRI検査のときには絶対に持ち込まないよう注意する。

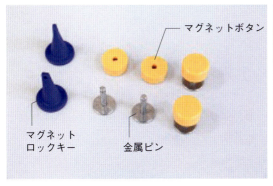
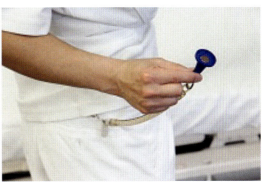

実施

　身体拘束以外に代替方法がなく，身体拘束禁止の例外の3要件(p.116)に当てはまる場合，医師の指示に従い拘束を実施する。拘束が必要と判断された場合，患者と家族に対して拘束理由・拘束部位を説明しなければならない。事前に同意を得られていても，実施前には必ず家族へ説明するべきである。しかし，暴力による身体拘束は緊急を要するため，その場に家族がいない場合は実施後速やかに連絡する。

　暴力を起こす患者は興奮しているため，実施の際は患者およびスタッフの安全を考慮し，必要人員を揃えたうえで行う。役割を，身体的介入，病室での拘束帯の設置，病室までのルートの安全確保，他患者へのフォローというように分けるとよい。拘束帯の設置は必ず2名以上で行う。拘束帯の設置は迅速かつ確実に行わなければならないため，普段から医療スタッフ同士で練習を行い，安全に設置できるよう準備しておく。

拘束帯の装着前の準備

　拘束帯を装着する前に必ずボディチェックを行う。ライターやマッチなどの火器類，カミソリやハサミなどの刃物類，ベルトやハンカチなどのひもとなり得る物など，危険物に相当する物だけでなく，腕時計や装飾品，貴重品など，すべての所持品を回収する。当然，実施前にボディチェック実施についての説明を忘れてはならない。興奮してボディチェックが困難な場合は，必ず拘束実施直後に行う。時間を空けると患者が所持品を使用する可能性がある。

　可能であれば病衣や寝間着などに着替えさせ，全身状態の観察と所持品の回収を一緒に行う。回収した所持品は，必ず患者に1つひとつ確認し，メモをとる。その後，家族に渡すか，病院ごとに決められた管理方法で保管する。

　また，拘束帯を使用する場合は深部静脈血栓症の予防のため，弾性ストッキングや弾性包帯を装着することが望ましい。ただし，血栓がすでに形成されてしまって肺血栓塞栓症のリスクがある場合，医師の判断に従う。

拘束帯の組み合わせ

　施設によっては，体幹拘束帯のみや上肢拘束帯のみを使用しているところもあるだろう。しかし，精神科領域において体幹拘束帯による腹部圧迫で患者が死亡する事例が近年あり，体幹拘束帯単独での使用は避けられる傾向にある。また，四肢拘束帯では体幹が固定されていないと，無理に起き上がろうとして脱臼や骨折，循環障害などを引き起こすこともあるため，必ず体幹拘束帯を併用する。

　したがって，暴力防止での拘束帯使用のパターンは，患者の状態によっておおまかに，①体幹＋上肢，②体幹＋上肢＋下肢，③体幹＋上肢＋肩，④体幹＋上肢＋下肢＋肩，の4つに分類され，患者の状態に応じて使い分ける必要がある。しかし，その他の理由による拘束帯の組み合わせは，この限りではない。

拘束帯別の装着の留意点

体幹拘束帯

　腹部から腰部の最も細い部位に装着するが，性別や体型によってはすり抜ける可能性もある。その場合，寝返り調整帯や股下ストラップなどを併用するのもよいが，完全にすり抜けを防止することは難しい。特に，体幹拘束帯単独で使用しているとベッド上で回転することができ，回転を繰り返すと強い腹部圧迫が起こるため，必ず寝返り調整帯と上肢拘束帯の併用を基本とする。拘束帯によっては寝返り調整帯があらかじめ体幹拘束帯に装着されている物もある。

　体幹拘束帯は裏表と上下を確認し，患者の体格をふまえベッド底板の穴に合わせて設置する（写真上段）。固定するときは手掌が入るように余裕をもたせる（写真下段）。そして，マグネットボタンを2個使用して固定することが望ましい。1個だけでは可動しやすく，すり抜ける危険性が高くなる。

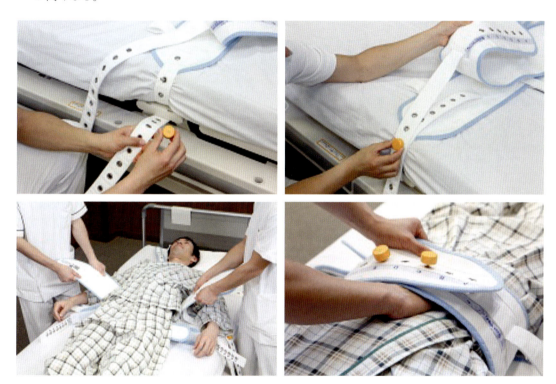

上肢拘束帯

　上肢拘束帯の長さは，装着時点の上肢の可動域を予測して，周囲の物品に届かない程度の長さに調整する(写真左)。また，マグネットボタンは手背側にくるよう設置し，尺骨・橈骨茎状突起を避け，手関節の円錐の形に合わせて指が1本入るように装着する(写真右)。

　上肢拘束帯のベッド固定は，メーカーによって異なるが，体幹拘束帯にマグネットボタンまたはベルトホールを通してベッド底板へ固定する。その際，腕が自然な形になるように，軽く肘が曲がり，手掌が内側を向くよう固定する。無理に伸展させて固定すると，肘関節が過伸展となり，神経障害が発生するため注意する。装着を終えたら，実際の可動域を確認し，必要に応じて長さを再調整する。

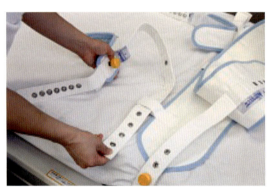 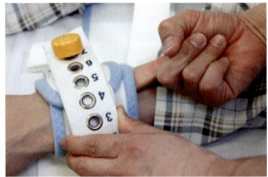

下肢拘束帯

　下肢拘束帯は，脚部・肩部調整ストラップと併用するのがよい。下肢拘束帯単独での使用も可能だが，下肢の可動域がベッドの外側まで広がってしまい，暴力行為の防止にはならないおそれがある。

　使用方法としては，患者の体格をふまえ，軽く足が曲がる部分に脚部・肩部調整ストラップを合わせ，ベッドの底板に固定する(写真左)。次に，下肢拘束帯のベッド固定側のベルトを，脚部・肩部調整ストラップのベルト通しに通し，脚部・肩部調整ストラップに金属ピンで固定する(写真右)。上肢拘束帯と同様に，内果・外果を避けて足関節の円錐の形に合わせて指が1, 2本入るように装着する。

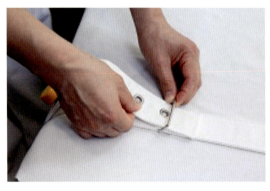 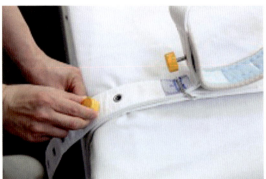

肩拘束帯

　肩拘束帯は体幹拘束帯との併用が必要である。装着方法が複雑で，確実に装着できるようになるには訓練が必要である。

　肩拘束帯の使用にあたり，まず，裏返しにして体幹拘束帯のベルトホールにセットする(写真左)。次に，脚部・肩部調整ストラップを患者の体格に合わせた位置に設置し，ベッド底板に固定して設置を終了する(写真右)。

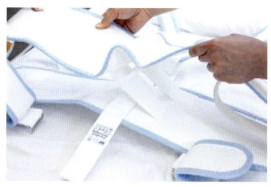 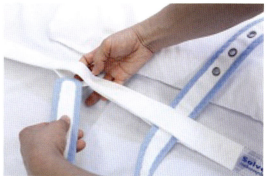

　患者がベッドに横になったら，縦2本のベルトを両肩から回し(写真左)，肩と体幹の拘束帯を接続するストラップにマグネットボタンで固定する(写真右)。体幹用のマグネットボタンを一時解除し，ストラップをロックする。この際，無理に引っ張らず，患者の体格に合わせるようにする。次に，横ベルトを縦ベルトのベルトホールに通し，適切な位置に金属ピンで固定する。

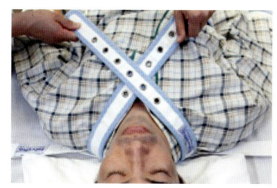 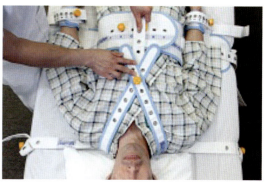

　装着中は，身体全体が足方向に下がることで肩拘束帯が緩んで外れ，事故につながる可能性がある。また，機能上，患者自身が上肢を使用して外すことも不可能ではない。肩拘束帯を使用するときは，必ず上肢拘束帯の可動域を確認する。肩拘束帯はその特性上，身体を上下するだけで緩みや締めつけが発生しやすい。また，寝返りもできず，上半身の体動はほぼ不可能となる。二次障害のリスクが非常に高いため，本来ならば使用するべきではない。

> **マグネットボタン固定時の注意**

　マグネットボタンでの固定時，同じボタンに4枚以上ベルトをはさまないように注意する。4枚以上になると，固定したマグネットボタンが外れなかったり，確実に固定されずにボタンが外れてしまったりする場合がある。さらに，余ったベルトが長ければ折り返してボタンに固定し，短ければベルトとベッドの間にはさむ(写真)。ベルトが余っていると，危険物となる可能性がある。

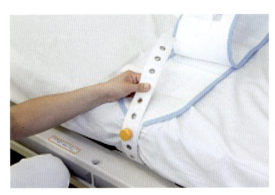 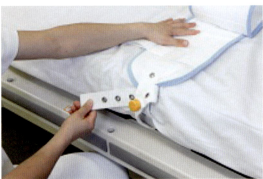

> **設置後**

　設置が終わったら，安全に実施ができたかを設置した2名でダブルチェックする。緩みがないか，マグネットボタンは必要数セットされているか，固定部分は適切かなどを確認する。患者の苦痛をできるだけ緩和したいという心情から，拘束帯を緩めに装着したり，四肢の可動範囲を多くとるように設置したりすることは事故につながるため厳禁である。

身体拘束実施中の観察と事故の予防

　巡視において，「病院機能評価 統合版評価項目 V6.0」では，「頻回(1時間に4回以上)の観察記録がある」という項目がある[3]。しかし，これは精神病床を対象とした評価であり，一般病床における評価項目では特に巡視・観察の指定はないため，病院によって30分ごと，1時間ごと，2時間ごとなどとまちまちである。

　身体拘束者の観察は，身体拘束を行っていない患者よりも頻回に行わなければならないが，身体拘束者のみに気をとられてしまっては病棟全体の安全管理がおろそかになるおそれがある。効率的かつ安全に観察するために，ベッドコントロールで観察しやすく工夫するなど，現状の人員でできる限りのことを行うことが大切である。

　拘束中は，拘束が適切に行われているか，また起こりやすい合併症，二次障害の兆候について観察し(p.116「身体拘束の弊害と倫理的問題」参照)，早期発見に努める。さらに，身体拘束解除のアセスメントに必要な情報を収集するため，よりきめ細かな観察が必要となる(表17-6)。

表 17-6 巡視時の観察ポイント

患者の観察	意識レベル，疎通性，体動の激しさ，呼吸状態，悪心・嘔吐，発汗，冷感，チアノーゼ，しびれ，疼痛，浮腫，装着部の皮膚異常，身体の位置調整，口腔・口唇の乾燥，衣服のしわや汚染など
拘束帯の確認	拘束帯の長さ，拘束帯のほつれや破れ，緩みや締めつけ，拘束帯や金属ピンの脱落や破損など
ベッド周囲・病室の確認	ベッドストッパー，ベッドの位置，ベッド柵の外れや破損，シーツのしわや汚染，枕や布団の位置調整，ベッド周囲の物品の位置，危険となり得る物の有無，室温・湿度・日差しや風通しなどの病床環境など
ルート・医療機器の確認	ルートやコードの位置調整，点滴刺入部やドレーン挿入部の観察，テープ剝がれや破損，医療機器類の配置など

身体拘束のアセスメントと解除

これまで述べてきた通り，身体拘束は患者の QOL を下げるだけでなく，症状悪化や新たな疾患を併発させ得るものであり，可能な限り早急に解除しなければならない。

個人でのアセスメント

身体拘束を解除するには，24 時間継続したアセスメントが必要である。それは日々の会話やケアなど，すべてが重要な情報となる。しかし，暴力行為で身体拘束に至っている患者においては，原因がはっきりしないケースもあるだろう。

まずは，暴力を起こしたときの記憶があるか確認し，記憶があれば暴力を起こしたときのことを振り返り，暴力を振るうに至った原因を冷静に話すことができるか確認する。記憶がない場合はその状況を説明し，やむを得ない状況だったことを説明すると同時に，患者の表情や口調，攻撃性を確認する。

状態が落ち着いていれば，付き添った状態で一時的に拘束を解除し，危険の有無を評価する。状況に応じ，時間や対応する医療スタッフを変えて複数回アセスメントすることも必要である。このように，段階的に身体拘束を緩和しながらアセスメントすることで，原因がわかってくる場合も多い。

また，患者へ与える刺激を考慮する。例えば，排泄や食事，保清介助のときなど，患者が心地よいと感じるケアを考えて，一時解除するのも手である。患者にとって快感か不快かを考えながら，心地よく感じているときに問いかけたり，解除したりすることで攻撃性が消失してアセスメントしやすくなる。しかし，患者が心地よいと感じるケアは，時に医療スタッフが考えているものと齟齬がある場合もあるため注意する。

このように，アセスメントやケアを個別に工夫して行うことが，身体拘束を早く解除することにつながっていくのである。

チームでのアセスメント

アセスメントにおいて，常にベッドサイドでケアを行う看護師の役割は重要であるが，医師や薬剤師，リハビリテーションスタッフ，ソーシャルワーカーなど，さまざまな視点も必要である。このため，1 日 1 回多職種でカンファレンスを行い，身体拘束の継続を審議する。一方で，時間

での解除や日常生活上での解除など，細かな内容をカンファレンスで決定するのは非現実的であり，どの程度まで現場の医療スタッフの判断で緩和してよいか，あらかじめ話し合っておく。

身体拘束に関する委員会の設置

　精神科医療では，"医療保護入院等診療料"にて行動制限に関する"最小化委員会"と"院内指針"を整備することが示されているが，精神科以外の一般病院においても，身体拘束についての委員会などを設置している病院も多いだろう。

　八田らによる先行研究では，"行動制限最小化委員会"は，長期化する行動制限への点検機構として意義をもつ可能性が示されている。一方で，審査システムでの行動制限の減少はわずかで，スタッフの認識は否定的に変化し，スタッフの燃え尽きにつながるリスクもあると述べている[4]。

　この先行研究をもとに，杉山は，審査システムとは現場からの報告や査察などによって得られた情報から，状況を統合的に再検討し，現場では気づかない点について軌道修正や適正化を行う機能を担うものであると述べている[5]。

　また，病院機能評価でも，身体拘束の適用基準と実施手順を明確に示し，身体拘束の回避・軽減・解除に向けた取り組みをしなければならないと明記されている。

　このように，内科や外科などの身体科においても，病棟内だけで身体拘束の評価・アセスメントをするのではなく，病院全体で身体拘束に対して取り組まなければならない。

身体拘束の記録

開始時

　身体拘束を開始する場合，必ず同意書の確認を行う。同意書がない場合は，診療記録上で身体拘束に関する同意が得られているか確認する。その場合，記録の内容に身体拘束の必要性とリスク，患者・家族の不安を軽減するような説明がされているかを確認する。同意書や記録がない場合でも，医師・看護師で話し合ったうえで身体拘束禁止の例外3要件(p.116)を満たす場合には身体拘束を開始することは可能だが，事前に説明がされていることが望ましい。

　記録すべき内容は，患者の状態，拘束方法，部位，開始時刻，説明者および対象とその内容，拘束後の患者の状態，指示した医師の名前，カンファレンスの参加者などである。また，開始後には必ず家族へ連絡し，身体拘束を開始した理由と必要性を説明して，不安を軽減できるように努める。

継続中

　身体拘束の継続中，前述の「個人でのアセスメント」と「チームでのアセスメント」を行い，医師と看護師は毎日話し合ったうえで，身体拘束継続の理由，拘束方法，部位，拘束をしない場合に予測される問題，二次障害の有無，指示した医師の名前，カンファレンスの参加者などを記録する。また，身体拘束の一時的な解除を行った場合は，一時解除した理由，解除した時間，再開した時間，解除中の様子などを追記する。

解除時

　身体拘束の必要性がないと判断され解除した場合も，必ず記録する．内容は，解除の理由，解除された拘束方法，部位，解除時の患者の状態，二次障害の有無，指示した医師の名前，カンファレンスの参加者などである．解除した後には，家族に状況を連絡して安心してもらえるようにする．

Column ▶ 何が身体拘束となり得るのか

　患者自身が身体拘束を希望した場合はどうなるのか．例えば，患者自身が「ベッドから落ちたら不安だから」などの理由でベッド柵を四方に設置することは身体拘束になり得るのだろうか．

　本章でも述べた通り，「精神保健及び精神障害者福祉に関する法律」「身体拘束ゼロへの手引き」「認知症ケア加算」では，身体拘束の定義の内容が多少異なる．例えば「身体拘束ゼロへの手引き」にある「自分で降りられないように，ベッドを柵（サイドレール）で囲む」という内容について，「精神保健及び精神障害者福祉に関する法律」や「認知症ケア加算」ではその記述はない．

　厚生労働省は「人権を保障しつつケアを行うという基本姿勢が求められる」としている．つまり，自分の意思でそれを排除できる状況であれば，"行動が制限されている"状態にないといえ，身体拘束にはあたらないと考えられる．前述の例でいえば，自分で降りられるようにベッド柵を動かせる，外せるなど，患者の意思が尊重されたうえであれば身体拘束とはいえないだろう．逆に，自分の意識で排除できない状況では，ベッド柵やサイドレールで囲むことはたとえ「認知症ケア加算」で減算対象とならなくとも，身体拘束ととらえられる．

　患者の不安を取り除くには，身体拘束やそれに類する対策ではなく，それ以外の対策をすることが大切である．第三者に見られて誤解をされないように，そして倫理的な観点から，「患者の立場からみて身体拘束となり得るのではないか」という意識を，常に持ち続けなければならない．

（村田英臣）

Column ▶ 身体拘束と精神科への転院

　著者が以前精神科医として勤務していた病院はいわゆる総合病院であったため，しばしば他の診療科から転棟や転院の依頼があったが，そのなかで著者をよく戸惑わせていたのが「点滴を行っているが不穏である，身体拘束はしたくないので精神科に移したい」という依頼である．身体科の病棟で拘束しなければならないレベルで，精神科の病棟であれば拘束をしなくてよいということはあまりない．身体拘束をできるだけしない方針の病院は増えており，それ自体はよいことで身体拘束にハードルを設けることも必要である．ただ，いざ身体拘束が必要なレベルになると精神科に依頼というのは話が少し変になる．これには日本の医療が不穏や暴力に正面から向き合ってこなかった経緯も関係している．暴力に対応するすべはないが，身体拘束もしてはならないという誤った方針を実行している組織も稀ではなく，結果として強制退院させるか精神科に転院させるかという本末転倒の事態になりがちである．

　身体拘束は不穏や暴力の最終手段ではあるが，どうしても必要なときは実行するという認識と，身体拘束を行った際は「なぜ身体拘束が必要なのか」「他の手段はなかったのか」「身体拘束を開始した場合，その必要性を日々検討しているか」など，身体拘束に至る過程と経過を明確にして，カルテに記載することがすべての診療科の看護師，医師に必要なことである．

（本田　明）

《引用文献》
1) 厚生労働省「身体拘束ゼロ作戦推進会議」：身体拘束ゼロへの手引き—高齢者ケアに関わるすべての人に．p7，厚生労働省，2001
2) 日本医療機能評価機構：病院機能評価 機能種別版評価項目 一般病院1〈3rdG：Ver. 1. 1〉．2014
3) 日本医療機能評価機構：病院機能評価 統合版評価項目V6.0（下位項目付き）．2009
4) 八田耕太郎，他：精神科医療における隔離・身体拘束に関する研究．精神神経学雑誌105：252-273，2003
5) 杉山直也：行動制限最小化，e-らぽ〜る
   https://www.e-rapport.jp/team/action/sample/sample02/01.html

《参考文献》
6) 厚生労働省：平成28年度診療報酬改定 疑義解釈資料その1．厚生労働省，2016
7) 日本看護協会：保健医療福祉施設における暴力対策指針—看護者のために．日本看護協会，2006
8) 下里誠二：暴力と出会わない環境をつくる—「暴力」の予測は可能か．精神科看護40：4-11，2013
9) 新福知子：学校保健危機管理—危機管理プログラム「非暴力的危機介入法」．保健医療科学53：103-108，2004
10) 包括的暴力防止プログラム認定委員会：DVDブック 医療職のための包括的暴力防止プログラム．医学書院，2005
11) National Child Traumatic Stress Network, National Center for PTSD：Psychological First Aid Field Operations Guide 2nd Edition. 2006
12) 週刊医学界新聞第2939号．医学書院，2011
13) 日本褥瘡学会：褥瘡予防・管理ガイドライン．照林社，2009
14) 仲上豪二朗，他：新しい褥瘡予防用皮膚保護材の皮膚バリア機能回復効果とずれ力軽減効果に関する研究．日本褥瘡学会誌7：107-114，2005
15) 阿部俊子：エビデンスに基づく抑制するときしないとき—今，抑制をどう考えるか 抑制をする/しないは医療者の「知識」にかかっている．Expert nurse 17：30-38，2001
16) 檀上恵美子：チューブ・ラインの事故抜去を防ぐコツ—抑制の考え方と正しい進め方．看護技術59：268-275，2013
17) 田村典子：チューブ・ラインの事故抜去を防ぐコツ—患者にやさしい抑制のポイント．看護技術59：276-280，2013
18) 小川千里：ナースのケア力の見せどころ！ 自己（事故）抜管への対応と防止策（その2）—隣の施設はどうしているの？ 抑制を行う際の手順と方法．ハートナーシング24：305-309，2011
19) 笠原酉介，他：重力と理学療法—重力が循環に与える影響．理学療法26：613-661，2009

[18] 興奮している臥床者の四肢を徒手で押さえる方法

> **ケース：ステロイドの副作用が出現した患者**
>
> 潰瘍性大腸炎が悪化した患者（38歳，男性）は，症状が長く続いているため中心静脈栄養を行っています。昨日からステロイド点滴も開始しましたが，薬の副作用のせいか落ち着きがなく易怒的です。しきりに中心静脈カテーテルを触り，やがて引っ張り始めたため，自己抜去の危険が高いと判断して身体拘束を行うことになりましたが，拘束帯を準備したとたんに興奮し始めました。

状況によっては，興奮している患者の四肢を，ベッド上や床で押さえなければならない場合が生じる。できるだけ安全に，かつ最小限の力で上肢または下肢を押さえるには，ある程度の技術を要する。やむを得ず処置や身体拘束を行うときなどに使用されるが，基本は複数の医療スタッフでの対応となる。腹臥位では最低1名，どちらかの上肢を押さえるだけで患者を制御することができるが，基本事項を守らないと窒息を起こすリスクがある。

仰臥位のときに上肢を押さえる方法 動画 ▶ 18-1

基本の手技である。興奮が強くどうしても押さえなければならないとき，処置を行う際や拘束帯で拘束を行うときに用いることが想定される。

上肢を固定する際は，決して両手で相手の腕を力任せに握ってはならない。これは，強く握ることによってかえって力が分散され，上肢を固定するという点では効率が悪く，相手の筋力が強いと上肢が動いてしまうためである。

❶ 末梢側は，前腕に小指，薬指，中指を引っかけて，母指と示指で作ったアーチの部分を押し込む（写真）。

❷ 中枢側は，母指と示指で作ったアーチの部分に腰の重みを乗せて下に沈める。

> **Point**　末梢側は回内・回外を防ぎ，中枢側は上，または左右方向の移動を防ぐ

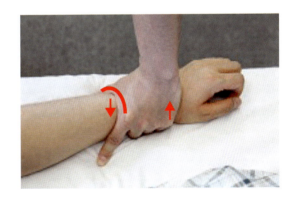

❸ このとき，胸を張って背筋を伸ばし，中枢側を押さえる腕は肩から手まで力を抜いた状態で棒状に垂直に下ろす。心肺蘇生のときに行う胸骨圧迫に似た姿勢となることで身体全体の重みがかかり，相手の上肢が固定される（次頁写真）。

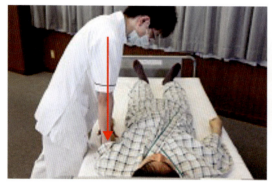 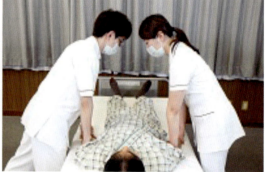

 ## 仰臥位のときに下肢を押さえる方法

動画 ▶ 18-2

　この手技は，両上肢が徒手もしくは拘束帯で固定されていることが前提である．左右の下肢を2名で同時に押さえる（注：写真右下ではわかりやすくするため1名で実施）*1．

❶ 蹴りを受けないように相手の頭側から近づき，相手に近いほうの腕で手刀を作り防御する．

❷ 相手下肢の膝関節より数cm中枢側（関節を損傷しないよう）に一方の手，足関節付近にもう一方の手を置く（写真）．

❸ 仰臥位の上肢を押さえるのと同じ要領で，末梢側は小指，薬指，中指を引っかけて母指と示指で作ったアーチ部分を押し込む．

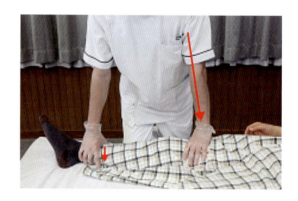

> ⚠ **注意**　末梢側の足関節以外の部位は太いため，小指，薬指，中指を引っかけにくい．引っかけられない場合は，そのまま中枢側と同じ要領で母指と示指で作ったアーチの部分に腰の重みを乗せるだけでよい

❹ 中枢側は，母指と示指で作ったアーチで，上肢を押さえるときと同じ要領で腰の重みを乗せて下に沈める*2．

> 🅿 **Point**　相手の下肢を動かさないためには中枢側の固定がより重要である*3

*1 下肢を2名で押さえることができない場合は，「ベッドサイドから蹴られるとき」（p.105）の方法を使用する．
*2 下肢の力が強く浮き上がってしまう場合，膝関節より数cm中枢側に膝を乗せて体重をかけてもよい．ただし，疼痛をきたすことがあるので，力加減に十分気をつける．
*3 踵を軽く浮かせるように持ち上げると，相手は下肢に力が入りにくくなる．

腹臥位のときに上肢を押さえる方法

興奮が著しく，患者自身や周囲への危険が大きい場合は，患者を腹臥位にしないと制御が困難なことがある。この手技は人手が少ない場合は片方の腕だけでも制御可能であり，そのほうが患者にとってもより安全である。もちろん2名で両上肢をそれぞれ押さえることもできる。

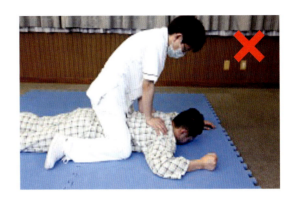

興奮している患者を腹臥位で押さえるときは，医療スタッフ側からすると仰臥位より攻撃の面で安全性が高いが，患者側からすると身体的にやや危険性が高い。腹臥位にして背中を圧迫すると，換気障害で窒息する危険があり，また患者の顔が真下を向いていると床面で口がふさがり，やはり窒息する危険がある（写真）。よって，患者を腹臥位にする場合は，必ず上肢のみを床面に固定し，決して背中に馬乗りになったり，膝で背中を押さえたりして固定しないことと，患者の顔を横に向けて気道を確保することに気をつけなければならない。特に肥満傾向の患者は，患者自身の体重のみで胸郭が圧迫されやすいので，この手技は短時間にとどめる。

❶ 相手を腹臥位にしたら，相手上肢を肩関節90度以上になるまで（両肩を結ぶラインより上まで）外転させる。

❷ 前腕を回内させて手掌を上に向ける。

❸ 上肢の末梢側は手関節に小指，薬指，中指を引っかけて，母指と示指で作ったアーチを押し込む（写真）。

> ⚠ 注意　小指，薬指，中指を手関節に引っかけててことし，手掌で相手の手背を包み込み屈曲させてロックしてもよい

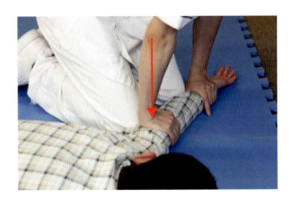

❹ 上肢の中枢側は，自身の肩から腕までが垂直になるように肘関節のやや中枢側に腰の重みを乗せて，母指と示指で作ったアーチで下に沈める。

> 🔵 Point　相手を起き上がらせないためには，肘関節がきちんと固定されていることが重要である

❺ 上記手法でも固定している相手の上肢が動いてしまう場合は，相手に近いほうの自身の膝を上腕に乗せてもよい（肘関節には乗せない）が，力加減には十分気をつける。

腹臥位のときに下肢を押さえる方法

　腹臥位のときに上肢の押さえが不十分だと，足で蹴りを受けることがある。あまり使用頻度は高くないが，下肢固定の手技も提示しておく。1人が上肢を固定していることが前提となる。

❶ 相手が腹臥位であるが，上肢の固定が不十分で蹴りの危険があるとき，相手の後方死角から近づき，下肢の一方をもう一方の膝関節上に交差させる。

❷ もう一方の下肢の膝関節を折りたたむように屈曲させる（写真）。

❸ 屈曲させたまま足を床に向けて固定する。

> **Point**　足関節が緩むと相手が踏ん張れるため，力で解除されてしまう

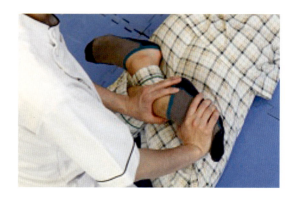

❹ 十分固定できない場合は，両下腿の上から乗る。

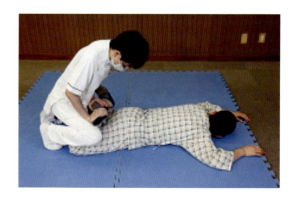

19 興奮している相手を2人がかりで両脇から制するとき

> **ケース：アルコール離脱せん妄が出現した患者**
>
> 食欲不振で入院した患者（55歳，男性）は，大酒家で夜勤帯からアルコール離脱せん妄が出てきたようです。何かにおびえながら，病室の外に出て階下の別の病棟まで行ってしまいました。大声を上げていて他の患者も驚いているので，早く病棟に戻りセルシン（ジアゼパム）の筋注を行いたいのですが，座り込んでなかなか動こうとしてくれません。

興奮して抵抗している患者を，痛み刺激を与えずに移動させるのは実はなかなか困難なことである。時間的な余裕があれば落ち着くまで観察を行い，それから移動するように促すが，どのようにしても動かない場合で移動の必要があれば，最終的に両上肢または四肢を複数名で抱えるしかない。

力のそれほど強くない患者は，2人で両脇をはさんで上肢を固定するだけでも歩行に協力してくれる場合もある。一方，暴力のリスクが高い患者で，力が強く，激しく抵抗してその方法が難しい場合は，手関節を屈曲固定した手技を使用する。左右の医療スタッフは次に示す3種類の手技を，個人の力量に応じて選択するが，左右の医療スタッフで手技を合わせる必要はない。人間は両側の拘束から逃れようとするとき左右同じ動作を行うことが多いので，むしろ左右で違う手技を行ったほうが脳が混乱して離脱しにくくなる。

力が強くなく，ソフトに制する場合

動画 ▶ 19-1

軽い抵抗のみの場合は，相手上肢を引き伸ばすように固定するだけでよい。

❶ 医療スタッフ2名がそれぞれ相手の対側の前腕手関節付近をつかむ。

❷ 相手と同じ向きになるように身体を約180度回転させて真横に移動し，足と腰を相手に密着させて動きを封じる。

❸ 相手の前腕を手掌が前を向くように回外させ，自身の胸から腹にかけてシートベルトのように密着させる。

❹ 自身の空いている手を，素早く相手の脇に後ろからくぐらせながら，もう一方の自身の上肢に引っかけるか，もしくは脇付近の服をつかむ（写真）。

❺ 自身の相手側の肩と胸を少し突出し，これをてこの支点として相手の手関節を少し後方に引くと，相手がやや抵抗しにくくなる。

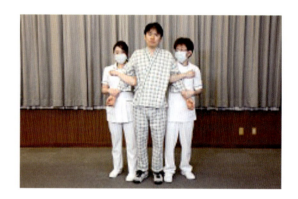

> **Point** 前に進むときは，相手との密着を保ったまま半歩ずつ相手を押し出すように進む

＊頭突きしようとしてくるなど興奮が著しい場合，相手に接しているほうの肩をせり出し，反対側の足を後方に引き，半身になる。

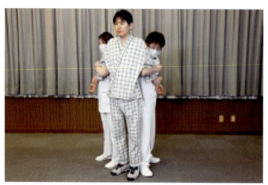
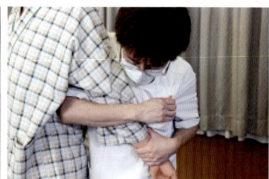

力が強く，制御が難しい場合　　　動画 ▶ 19-2, 3

手関節を上向きに屈曲固定

相手の手掌がどちらかというと上向きの場合，もしくは回内に抵抗する場合に適応となる。

❶ 医療スタッフ2名が，それぞれ相手の対側の前腕手関節付近をつかむ。

❷ 相手と同じ向きになるように身体を回転させて真横に移動し，足と腰を密着させて動きを封じる。

❸ 相手の前腕を手掌が上を向くように回外させる。

❹ 同時に空いている手を相手の脇の下から入れ，相手の手関節を上向きに屈曲させる。手関節を屈曲させる際は相手の手背を手掌で優しく包み込み，小指を手関節に引っかけて，薬指，中指をその上部に順に引っかける[*1]。

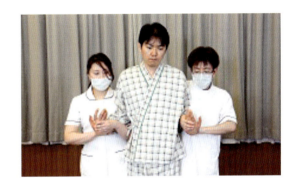

❺ 小指をてこの支点にしながら，手掌全体でゆっくり屈曲させる[*2]。

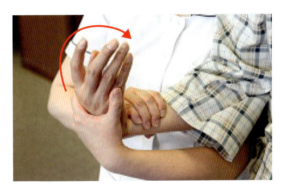

[*1] 小指が手関節に引っかからない場合は，薬指や中指で引っかけてもよい。
母指を手関節から手掌にかけて当て，てこの支点にして屈曲させる方法もある。この場合，母指が末梢側に位置しているほど屈曲固定しやすいが，手関節の屈曲が不十分だと母指を握られて折られる危険もある。
[*2] 母指は相手小指と薬指MP関節の間くらいに位置させ，屈曲を補助する。もしくは，相手小指中手骨に引っかけて，屈曲を補助する。

❻ 相手の肘を，胸と上腕で固定する。

> **Point** 相手の手関節を相手の肘のほうに押し込んで前腕をはさむように固定する

> ⚠ **注意** 手関節の過屈曲に注意する

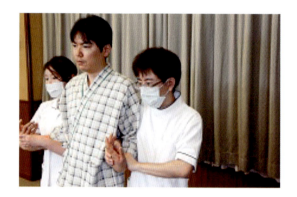

＊頭突きしようとしてくるなど興奮が著しい場合，相手に接しているほうの肩をせり出し，反対側の足を後方に引き，半身になる。それでも制御が難しい場合は，手関節を固定したまま相手の手掌を背中に回す。背中に回したら，相手前腕をつかんでいたほうの手は相手の肘を押さえる(写真左上)か，相手上肢の下をくぐらせて肩にかける(写真右上)か，首から後頭部にかけて押さえる(写真左下)。

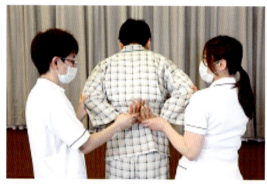

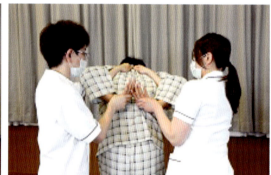

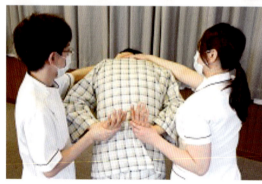

手関節を下向きに屈曲固定

相手の手掌がどちらかというと下向きの場合,もしくは回外に抵抗する場合に適応となる。

❶ 医療スタッフ2名が,それぞれ相手の対側の前腕手関節付近をつかむ。

❷ 相手と同じ向きになるように身体を回転させて真横に移動し,足と腰を密着させて動きを封じる。

❸ 相手の上肢を手背が上を向くように回内させる。

> **Point** そのときの相手の腕の位置により,回内するのか,回外するのかを判断する

❹ 同時に空いている手を相手の脇の下から入れ,相手の手関節を下向きに屈曲させる。手関節を屈曲させる際は相手の手背を手掌で優しく包み込み,母指を手関節に引っかけ,示指,中指,薬指,小指も相手の手関節から小指中手骨にかけて順に引っかける。

❺ 中指と母指をてこの支点にして,手掌全体でゆっくり屈曲しながら自身の胸元に押し付ける(写真)。

> ⚠ **注意** 手関節の過屈曲に気をつける

*頭突きしようとしてくるなど興奮が著しい場合,半身になるか,手関節を固定したまま相手の手掌を背中に回す。

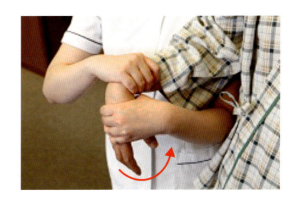

Column ▶ 最終手段は意外とシンプル

精神科医として某病院に勤務していたとき,小柄な女性であったが躁状態で激しく興奮して2人の警察官に病院まで連れて来られた患者がいた。外来の診察室で入院の告知を行い,いざ病棟まで連れて行こうとしたら,診察室の床に倒れこみ手足を使って激しく抵抗したため,著者と男性看護師で脇を抱えることすらできなかった。このため連れてきた警察官にお願いして手伝ってもらうこととなった。著者は「このように激しく暴れる人物を,警察官はどのように特殊な手法で連れて行くのだろう」と興味があったが,突如「先生! こっち持って!」と警察官の指示する先には患者の右足。結局,警察官2人がそれぞれ左右の上肢,著者と看護師が左右の下肢を持ち上げ,暴れている患者をいたって普通に病室まで連れて行ったのである。よく考えてみれば一番シンプルで安全な方法かもしれない。

(※おそらくこの手法のコツは,搬送中の患者の転落外傷を防ぐために四肢を高く持ち上げすぎないことであろう)

(本田 明)

20 興奮している患者の採血・末梢静脈確保

> **ケース：低ナトリウム血症によりせん妄をきたした患者**
>
> 脱水で高度の低ナトリウム血症をきたしている患者（65歳，男性）は，昨日の入院時からせん妄状態で，採血時は激しく抵抗します。しかし，ナトリウム補正は採血結果をみながら何度も行わなければなりません。

興奮している患者の採血や静脈確保を行う場合は，まずそれらの処置が本当に必要かどうか検討しなければならない。医師が患者の精神症状を把握しておらず，看護師に指示を出していることもある。しかし，治療上，採血での評価が必須であったり，経静脈的な薬物投与しか手段がなかったりする状況であれば，患者の興奮があったとしても行わなければならない。このような場合は以下の手順をとる。

採血や静脈確保をする必要がある場合

動画 ▶ 20-1

❶ 可能であれば，一時的にでも身体拘束を行う（最低でも両上肢・体幹3点拘束）。拘束ができない場合は，できるだけ人手を確保する（例：採血をする者1名，採血する上肢を押さえる者1～2名，対側の上肢を押さえる者1名，蹴られる危険がある場合は下肢を押さえる者1～2名）。

❷ 採血の場合は，上肢が動くので直針より翼状針のほうが容易である。静脈確保の場合は，翼状針でなく留置針が第一選択となる。

❸ 採血，静脈確保いずれの場合も穿刺部位をまたいで2か所を固定する。

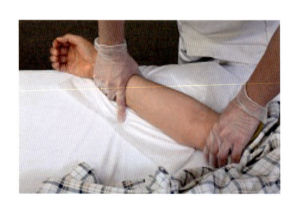

❹ 上肢を固定する際,末梢側は,小指,薬指,中指を引っかけて母指と示指で作ったアーチを押し込む。これで前腕の回内・回外を防ぐことができる。

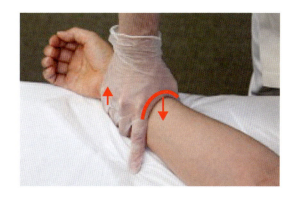

❺ 中枢側は,母指と示指で作ったアーチに腰の重みを乗せて下に沈める。

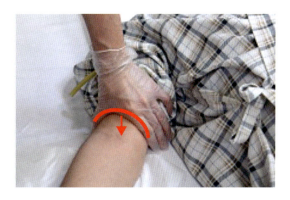

❻ 術者は腕を固定した医療スタッフの間から採血や静脈確保を行うことになるので,動きが制限される*。

> **Point** 上記の手順を行っても上肢が動く場合は,針刺し事故を防ぐためにも処置をひとまず断念して無理をしない

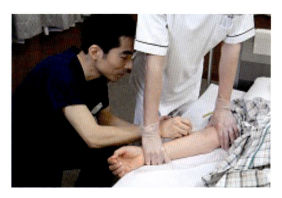

*上肢を固定する医療スタッフを,末梢側担当と中枢側担当に分けてもよい。
　成功しなかった場合は,医師に状況を報告して対応を決める。

21　興奮している患者への膀胱留置カテーテル挿入

> **ケース：認知症を抱える患者**
> 認知症の患者（81歳，女性）は心不全のため入院しましたが，尿量測定がどうしても必要で膀胱留置カテーテルを挿入することになりました。患者に丁寧に説明して事前に同意を得ましたが，いざ挿入しようとすると足を開いてくれませんでした。

　膀胱留置カテーテルの挿入は，男性であろうと女性であろうと最も羞恥心の強い処置の1つである。ましてや認知機能が低下した患者であれば，事前にいくら必要性を説明したとしても，「いきなり知らない人に下着を脱がされて，無理やり足を開かれた」という心理になる。この"怖い体験"を少しでも和らげながら処置をしていくのは非常に難しいことである。まず，事前の説明を行うことは結果として意味がなくても，倫理的に必要であるし，直前の説明であれば了解する患者もいるので必ず行う。処置の最中もできるだけ患者の目線で話しかけ，耳元で処置の流れを説明することで不安が和らぐこともある。女性患者は，やむを得ない場合を除き，女性の医療スタッフが行うのが望ましい。患者が興奮しても，「申し訳ないがどうしても必要な処置なので行う」というスタンスを患者に示す必要がある。興奮が強く，また挿入が困難な場合は，本当にその処置が必要かを医師と再検討するが，尿閉や尿量測定などでどうしても挿入が必要になる場合も当然ながらある。

男性の場合

❶ 男性の場合は，処置を行っている者が蹴られないよう，四肢を押さえるだけでよい（注：写真ではわかりやすくするため，下肢のみ実施）。

＊「興奮している臥床者の四肢を徒手で押さえる方法」（p.129）を参照すること。

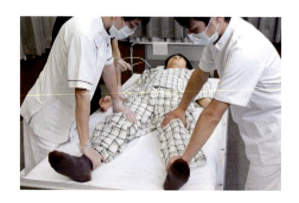

女性の場合

❶ 女性の場合は，足を開かないと挿入ができないので，開いた状態で押さえる。膝を立てることが可能な場合は，一方の手で足関節をつかみ，もう一方の手は膝蹴りがこないよう膝の下から手を通して膝を押さえる。

> **Point** 膝蹴りが顔面にこないように膝の上に顔をもってこない

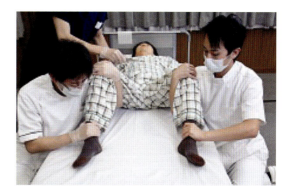

❷ 力が強く，足を開くことができない場合は，脱臼や骨折のおそれがあるので無理に開かない。カテーテル挿入の難易度は高いが，相手の両下肢を持ち上げて下からアプローチする方法もある。

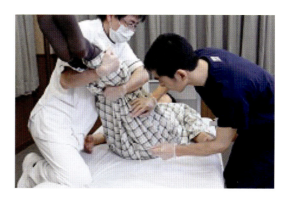

22 不穏患者への薬物療法

　薬物療法は，不穏や暴力への対処法の1つとして有効である。特に，緊急を要する不穏や暴力のときに即効性があり，結果として患者も医療スタッフも傷つけずにすむことも多い。ただし，適応や副作用を熟知する必要がある。患者の疾患や治療内容によって使用できる薬剤に違いがある。本書では人工呼吸器を装着していない状況での薬物療法について述べるが，薬剤は不穏に対して，ほぼ適応外使用と考えたほうがよい。

急性の鎮静法

　適応外使用なので，理想をいえば使用に関して患者や家族への説明が必要ということになるが，現実には急性に生じた不穏に対して，本人や家族に説明して薬剤を使用することは相当困難である。

> **点滴で行う場合**（以下のいずれか，もしくは交互に数回ずつ用いる）
>
> ● **ロヒプノール注（フルニトラゼパム）　2 mg＋生理食塩液 100 mL**
> ・クレンメ全開で点滴し，入眠した時点でとめる。呼吸抑制を必ずきたすことを前提にバッグバルブマスクと気管挿管セット，拮抗薬であるアネキセート（フルマゼニル）を準備しておく。
> ・循環動態が不安定な場合は使用を避けたほうがよい。
> ・即効性という点では抗精神病薬より優位であるが，呼吸や循環など生命に直結する副作用が出やすいので，それらに対応できる知識と技術を要する。また，ロヒプノールにかかわらずベンゾジアゼピン系薬剤は一般的に，用量が中途半端であると逆に抑制が解除されて興奮が強くなることがある。
>
> ● **セレネース注（ハロペリドール）　5 mg 静注，もしくは生理食塩液 50 mL と混注**
> ・クレンメ全開で点滴し，鎮静の効果判定は 15 分前後を目安に行っていく。
> ・使用後は悪性症候群の発症に注意する。
> ・QT が延長している患者には避ける。
> ・数秒〜数分単位での即効性はないが，うまく使えば意識レベルを落とさずに鎮静ができる。
> ・ロヒプノールと交互に点滴を行う鎮静法は経験的によく行われている。

> **筋注で行う場合**
>
> ● **セレネース注（ハロペリドール）　5 mg　15〜30 分間隔で筋注**
> ・2〜3 回繰り返してまず様子をみる。

処方例　経口で行う場合

- リスパダール内用液（リスペリドン）　0.5 mg　15〜30分間隔で経口投与
- 患者が薬剤を唾液とともに吐き出す場合があるが，投与された液をすべて吐き出すのは意外と難しいので，その場合はすぐに再投与せず，しばらく様子をみる。
- 2〜3回繰り返してまず様子をみる。

認知症の不穏に対する薬物療法

　緊急性のある不穏の場合は，前述の「急性の鎮静法」での治療を行うが，時間的に余裕のある場合はあらかじめ定時内服をしたほうが，薬剤投与量が少なくすむことが多い。やはり，ほとんどの薬剤は適応外使用となる。また，レビー小体型認知症の場合は抗精神病薬で過鎮静を起こしやすいので，アリセプト（ドネペジル塩酸塩）などの認知症治療薬や抑肝散などを第一選択とする。

処方例　下記のいずれか，もしくは組み合わせて用いる。

- ツムラ抑肝散エキス顆粒　1回2.5g　1日3回　毎食前または食間
- リスパダール錠（リスペリドン）　1回0.5〜1mg　1日1回　夕食後より開始
  数日おきに効果をみながら朝食後などにも追加していく
- セロクエル錠（クエチアピンフマル酸塩）　1回25〜50 mg　1日1回　夕食後より開始
  数日おきに効果をみながら朝食後などにも追加していく

　認知症治療薬をまだ開始していない場合は，精神症状が改善することがあるので，アリセプト（ドネペジル塩酸塩）を特にレビー小体型認知症患者に試してもよい。また，メマリー（メマンチン塩酸塩）などを試してもよいが，アルツハイマー型やレビー小体型認知症以外の認知症への効果はそれほど期待できないことが多い。

せん妄の不穏に対する薬物療法

　せん妄は夜間に多くみられるので，夕食後投与のほうが効果的な場合がある。身体疾患などで経口投与ができない場合は点滴を使用する。

> **処方例** 下記のいずれか，もしくは下記にベンゾジアゼピン系薬剤を組み合わせて用いる。
> - テトラミド錠（ミアンセリン塩酸塩）　1回5〜10 mg　1日1回　夕食後
> - レスリン錠（トラゾドン塩酸塩）　1回25〜50 mg　1日1回　夕食後
> - リスパダール錠（リスペリドン）　1回0.5〜1 mg　1日1回　夕食後
> - セロクエル錠（クエチアピン塩酸塩）　1回25〜50 mg　1日1回　夕食後
> - セレネース注（ハロペリドール）　2.5〜5 mg＋生理食塩液100 mL　1〜2時間で点滴

　わが国の研究者により，ロゼレム（ラメルテオン）のせん妄予防効果を示した研究も発表されている[1]。せん妄リスクのある患者で不眠をきたしている者は，第一選択として使用してもよいかもしれない。

> **処方例** せん妄リスクがあり不眠をきたしている場合
> - ロゼレム錠（ラメルテオン）　1回8 mg　1日1回　就寝前

　一般的に身体疾患に由来するせん妄は，全身状態が改善するとせん妄も改善してくる。よって，全身状態と精神症状をみながら薬剤の減量と中止をはかっていく。

《引用文献》
1) Hatta K, et al：Preventive effects of ramelteon on delirium：a randomized placebo-controlled trial. JAMA Psychiatry 71：397-403, 2014

23　薬を飲まない患者への対応

　拒薬は治療を行ううえで大きな障壁となる状態の1つである。主に，認知機能の低下がみられる患者でときどきみられる。第一選択は粘り強く必要性を説得することであるが，それもしばしば無効なことがある。そのような場合は，時間をおいてから再度チャレンジする。その次の段階として，何もせずに服薬を断念することも考える。最後に，強制的な投与方法を検討する。

必要性を説明する

　なぜ，患者が薬を飲まないのか考える必要がある。最終的に理由がはっきりしないことも多いが，説得の手掛かりが得られるかもしれない。

　例えば，記憶障害が目立つ患者の場合，医療スタッフがいつもの時間帯にいつもの薬を持って行っても，患者には「知らない人が，必要ないのに，飲んだことのない薬を飲めと言って持ってきた」と映ったりする。このようなケースでは，その都度の説明が有効な場合がある。

> 医療スタッフ　「○○さんは血圧が少し高いので血圧を下げるお薬を持ってきました」

　患者によっては権威のある人物や身近な家族が飲むように言ったと伝えると，服薬してくれることがある。

> 医療スタッフ　「お医者さん(もしくは家族)が飲んでくださいと言っていましたよ」

　食前に服薬しても大きな問題のない薬剤の場合は，食前に飲ませてしまってもよい。やや姑息的であるが，患者に空腹感がある場合は内服しないと食事が来ないと錯誤させる手法を使う場合がある。

> 医療スタッフ　「薬を飲んでから食事が来ますよ」

　本当に患者にとって大事な薬剤であれば，患者自身が訴える身体的不調(腰痛，倦怠感，すっきりしない感覚など)に関連した薬剤であるという，事実と異なる説明でも許容されることもある。

> 医療スタッフ　「腰が痛いと聞きましたので薬を持ってきました(実際は腰痛の薬ではなく血圧の薬)」

時間をおいて再度服薬を勧める

　服薬の時間に何らかの気分の問題で服薬しなくても，時間をおくとあっさり服薬してくれることもある．加えて，以下の工夫が効果的な場合がある．

- ・服薬させる医療スタッフを変える
- ・医療スタッフの性別を変える
- ・昔気質の患者には医師が自ら服薬を促す

服薬を断念する

　必要な薬剤であったとしても強制的に投与しなければならないほどではない，という場合は服薬を断念するのも選択肢である．看護師はしばしば患者の拒薬と医師の指示との板挟みになるときがあるが，拒薬の場合は本当に服薬が必要か医師と相談する必要がある．意外と必須ではない薬剤も多いものである．

強制的な投与方法を考慮する

　強制的な投与方法は経鼻胃管などを用いた経管投与，点滴ルートなどを通した経静脈投与が主になる．ただし，いずれの方法でも拒薬の患者の場合，自己抜去のリスクは高く身体拘束をせざるを得ないケースも多い．この場合，どれだけ家族の理解が得られるかという問題もあり，できるだけ事前に家族に相談したほうがよい．

索引

●あ

悪性症候群　12, 142
アルコール離脱せん妄　133
アルツハイマー型認知症　7, 57

●い

意識障害　9, 10
胃瘻　60
胃瘻チューブの自己抜去　60
陰性感情　3, 35, 36
陰性症状　27
院内体制　13

●う

後ろから抱きつかれたときの対処　90
　──, 両上肢ごと抱きつかれた場合　90
　──, 両上肢の下から抱きつかれた場合　91, 92
内さばき　54
腕をつかんで離さないときの対処　67
　──, 片手でつかまれた場合　67–69
　──, 片手でつかまれた場合（応用）　72–74
　──, 爪を立ててつかまれた場合　79
　──, 両手でつかまれた場合　70, 71
　──, 両手でつかまれた場合（応用）　75–78

●え・お

エスカレート期, 攻撃サイクルにおける　16
応援体制の整備　23

●か

下肢拘束　20
下肢拘束帯　122
下肢を押さえる方法
　──, 仰臥位の場合　130
　──, 腹臥位の場合　132
肩拘束　20
肩拘束帯　123
肩を前から押されたときの対処　86
　──, 肩を押す力が強い場合　87
　──, 肩を押す力が弱い場合　86

カテーテル類を自己抜去しようとしているときの対処　60, 62
構え　53
髪の毛をつかまれたときの対処　93
　──, 後ろからつかまれた場合　97
　──, 前から片手でつかまれた場合　93–95
　──, 前から両手でつかまれた場合　96

●き

記憶障害　8
気管挿管　58
危機後抑うつ期, 攻撃サイクルにおける　16
危機相, 攻撃サイクルにおける　16
危険物の管理　23
脚部調整ストラップ　122
吸引　57
吸引チューブ　57, 58
急性の鎮静法　142
急性薬物中毒　58
胸腔ドレーンの自己抜去　62
拒薬　145, 146
　── への対応　145, 146
緊急事態ストレス・マネジメント　13
緊急時の対応　23
筋強剛　12
金属ピン　119

●く

クエチアピンフマル酸塩　143, 144
薬を飲まない患者への対応　145, 146
首を絞められたときの対処　107
　──, 後ろからの場合　109
　──, 前からの場合　107, 108
車いす用ベルト　20

●け

啓発ポスター　18
血管性認知症　7
蹴られるときの対処　103
　──, 前蹴りの場合　103
　──, 回し蹴りの場合　104
幻覚　3, 4
幻覚妄想をもつ患者における暴力　3

言語的コミュニケーションスキル　25
言語的な暴力　3, 14
幻視　4, 9
研修，暴力予防対策を目的とした　14
けん制　55, 56
幻聴　4, 9
見当識障害　8
肩部調整ストラップ　122

●こ

口腔内吸引　57
攻撃サイクル　14, 16
合谷　92
咬傷部位の処置　89
拘束帯　118
　──の組み合わせ　120
　──の設置後の確認　124
　──の装着における留意点　121
　──の装着前の準備　120
拘束用具　20
抗パーキンソン病薬　67
高齢者ケアにおける暴力事故防止　15
高齢者の暴力　15
高齢者への話し方　34
言葉の暴力　30
　──の防止　31-33
　──への対応　31-33

●さ

採血　138, 139
サイコロジカル・ファーストエイドガイド　37
錯視　9

●し

ジアゼパム　58, 133
ジェンダー・ハラスメント　30
ジェンダーへの配慮　31
自己抜去　60-62
自己免疫疾患　45
四肢を押さえる方法　129
事前説明　19
実行機能障害　8
銃火器　112
柔術　42
重心　52, 54, 56
　──の崩し方　54
手関節の屈曲
　──，対側の場合　49
　──，同側の場合　48

手指の関節　48
手刀　47
巡視　124
巡視における観察のポイント　125
上肢拘束　20
上肢拘束帯　121, 122
上肢を押さえる方法
　──，仰臥位の場合　129
　──，腹臥位の場合　131
静脈確保　138, 139
所持品検査　23
身体拘束　19, 20, 115-120, 127
　──に関する説明書　20
　──に関する同意書　19, 126
　──のアセスメント　125
　──の解除　125
　──の関連法規　115
　──の記録　126, 127
　──の禁止規定　115, 116
　──の実施中の観察　124
　──の代替方法　25
身体さばき　54
身体疾患　11
　──による精神症状　11
身体的な暴力　3, 14
身体的配慮　36
身体に噛みつかれたときの対処　88, 89
　──，指の場合　88, 89
身体の移動　52
心的外傷後ストレス障害　37
心理的距離　34
心理的ディブリーフィング　37
心理的配慮　35

●す

ステロイド　45
　──の副作用　45, 129
すり足　52
すり抜け防止帯　20
寸止めけん制　55

●せ

制圧術　36
精神科と身体科における暴力
　──の相違点　27
　──の類似点　27
精神症状
　──，身体疾患による　11
　──，統合失調症による　12
精神保健福祉法　115

性的な暴力　3, 14
セーフティプラン　25
セクシュアルハラスメント　30
　　── の影響　30, 32
　　── への対応　31-33
全身拘束　20
前頭側頭型認知症　7
せん妄　9, 10, 138
　　──, ICUにおける　61
　　── と認知症　10
　　── の不穏に対する薬物療法　144
せん妄状態の患者への対応　34

● そ

挿管チューブ　58
双極性障害　12
双極性障害患者の興奮への対応　12
外さばき　54

● た

体幹拘束　20
体幹拘束帯　121, 123
タイムアウト　25
叩かれるときの対処　98
　　──, 上から振り下ろすような打撃の場合　100
　　──, 下から突き上げるような打撃の場合　101

● ち

チームテクニクス　14
注意力障害　10
中心静脈カテーテルの自己抜去　61
チューブ類に噛みついたときの対処　57-59
鎮静　142

● て

ディエスカレーション　13, 14, 24, 28, 38, 39
ディエスカレーションテクニック　24, 25
停滞・回復期, 攻撃サイクルにおける　16
低ナトリウム血症　138
手刀　47

● と

統合失調症　12
統合失調症による精神症状　12
統合失調症患者の興奮への対応　12
徒手拘束　54
独鈷　59, 89

ドネペジル塩酸塩　143
トラゾドン塩酸塩　144

● な

殴られるときの対処　98
　　──, 正面からの場合　98, 99
　　──, 外側からの場合　102

● に・ね

握っている物品を回収する方法　51
認知機能が低下している患者における暴力　4
認知症　7, 8, 44
　　── とせん妄　10
　　── の不穏に対する薬物療法　143
認知症患者への対応　5, 7
認知症治療薬　143
寝返り調整帯　121

● は

把握物回収法　51
パーソナルスペース　25
刃物を持っているときの対処　110
　　──, 退避が困難な場合　110-113
ハロペリドール　142, 144

● ひ

被害者のケア　33
被害妄想　45
皮膚障害, 身体拘束による　118

● ふ

フォロー　36, 37
不穏・暴力対処手技
　　── の限界　38, 40
　　── の必要性　45
　　── を向上させるコツ　41
不穏に対する薬物療法　142
武器となる物品の管理　23
服薬　146
服をつかまれたときの対処　80
　　──, 後ろから肩や襟をつかまれた場合　85
　　──, 胸倉, 肩, 襟の場合　80, 81
　　──, 胸倉, 肩, 襟の場合（応用）　82
　　──, 袖の場合　84
　　──, 前から肩や襟の奥をつかまれた場合　83
物理的環境の整備　22
物理的距離　34

部分拘束　20
フルニトラゼパム　142
フルマゼニル　142
ブレイクアウェイ　14

● へ

ベッドサイドから蹴られるときの対処　105, 106
ベンゾジアゼピン系薬剤　142, 144

● ほ

包括的暴力防止プログラム　13, 14, 41
膀胱留置カテーテル　63, 140
　——, 女性の場合　141
　——, 男性の場合　140
暴力　2, 3
　——, 幻覚妄想をもつ患者における　3
　——, 認知機能が低下している患者における　4
　—— が起こってしまった後の対応　37
　—— が切迫していることを示す兆候　16, 17
　—— に対する意識・実態調査　14
　—— に対する院内体制の構築　13
　—— に対する認識不足　44
　—— の予防　34, 38
　—— のリスクアセスメント　16
　—— を受けた経験がある人の割合　14
暴力事故防止, 高齢者ケアにおける　15
暴力防止プログラム, 東京武蔵野病院における　13
暴力防止プロジェクト　13
暴力予防対策を目的とした研修　14
暴力リスクスクリーニングシート　15, 17
暴力リスクのアセスメント　15, 38
ボディチェック　120

● ま

マグネットロックキー　119
マグネットボタン　124
待たせてしまう場合の対応　22

● み

ミアンセリン塩酸塩　144
ミダゾラム　58, 59
ミトン　20
耳をつかまれたときの対処　93
　——, 前から片手でつかまれた場合　93, 94

● め・も

メマンチン塩酸塩　143
妄想　3, 4
物をつかんで離さないときの対処　64-66

● や・ゆ・よ

薬物療法　142
　——, せん妄の不穏に対する　144
　——, 認知症の不穏に対する　143
誘因期, 攻撃サイクルにおける　16
陽性症状　27
抑肝散　143
予備動作　98

● ら・り・れ

ラメルテオン　144
リスクアセスメント　16
リスペリドン　143
離脱法　50
両脇から制する方法　133
　——, 患者の抵抗が軽い場合　134
　——, 患者の抵抗が強い場合　135-137
理論　47
　——, 構えの　53
　——, けん制の　55
　——, 重心を崩す　54
　——, 身体移動の　52
　——, 身体さばきの　54
　——, 手関節屈曲の　48, 49
　——, 手刀の　47
　——, 徒手拘束の　54
　——, 把握物回収法の　51
　——, 離脱法の　50
レビー小体型認知症　7, 143

● 欧文

assault cycle　16
Broset Violence Checklist (BVC)　17, 18
Comprehensive Violence Prevention and Protection Program (CVPPP)　13, 14, 41
Critical Incident Stress Management　13
ICU症候群　61
post traumatic stress disorder (PTSD)　37
psychological first aid (PFA)　37